さまよう人々を作り出すコロナワクチン

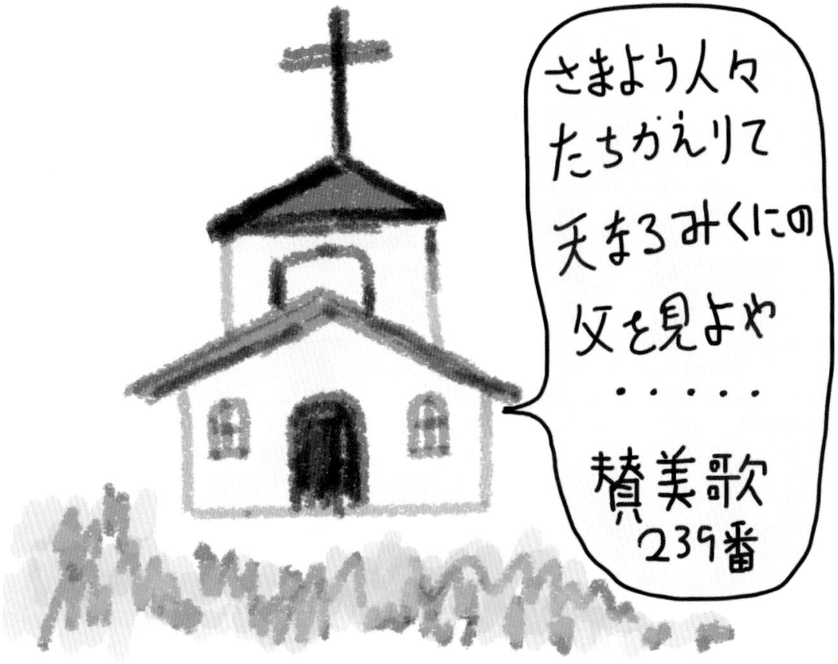

コロナワクチンを受けるかの判断に、さまよう人々が増えている。コロナワクチンとは一体どのようなものなのか。

出回っている情報はあまり多くはない。しかし、周りにはコロナワクチンを受けるべきだというような雰囲気が漂っている。

これまでのワクチンは、長い期間をかけて開発されてきた。これに対して、遺伝子ベースのコロナワクチンは、1年足らずで開発された。

このような短期間で開発された遺伝子ベースのワクチンとは、コロナウイルスの組み換え遺伝子だ。

これまでは、日本では組み換え遺伝子を用いた作物に対する警戒心が強かった。

スーパーなどで、加工食品に組み換え遺伝子が入っていないかを気にする人は多い。

食品に含まれる組み換え遺伝子は、腸というバリアがあるために、体内に取り込まれる可能性は低い。

それに対して、今回は筋肉内に直接組み換え遺伝子を注入しようということだ。

自然は循環する・・・

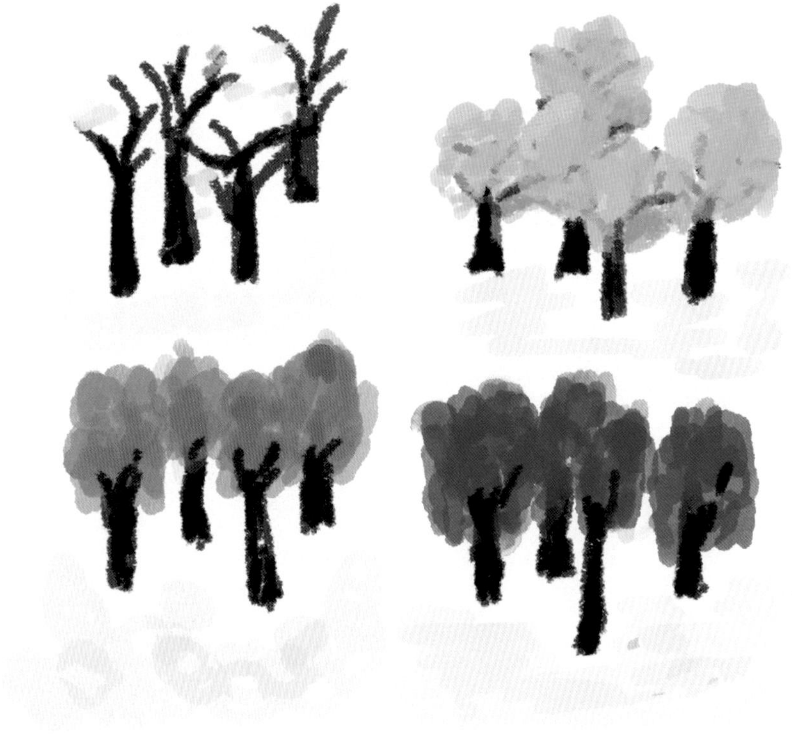

自然の基本は循環だ。

季節は循環する。一日も一月も一年も繰り返しだ。同じところへ帰ってくるのは、自然の恵みだ。

なにもしないで元に戻ってくる自然の力は偉大だ。

私達の力の及ばない自然の恵みは、神によってもたらされた。だから自然の神には感謝しなければならないだろう。

自然は必ず私達に恩恵をもたらしてくれる。

そのためには、自然のおきてに従って生きることが必要だ。

しかし、そのおきてに背くと、何かが狂ってくるかも知れない。

自然のおきてに従っていれば、やがてもとに戻ることが出来る。

コロナ対策は、自然のおきてに従っているだろうか。

自然のおきてに従わないと、自然の神は私達を守ってくれないと考えたほうが良いだろう。

自然のおきてに背くと、もう、もとには戻れないのだ。

過ちを繰り返すのか

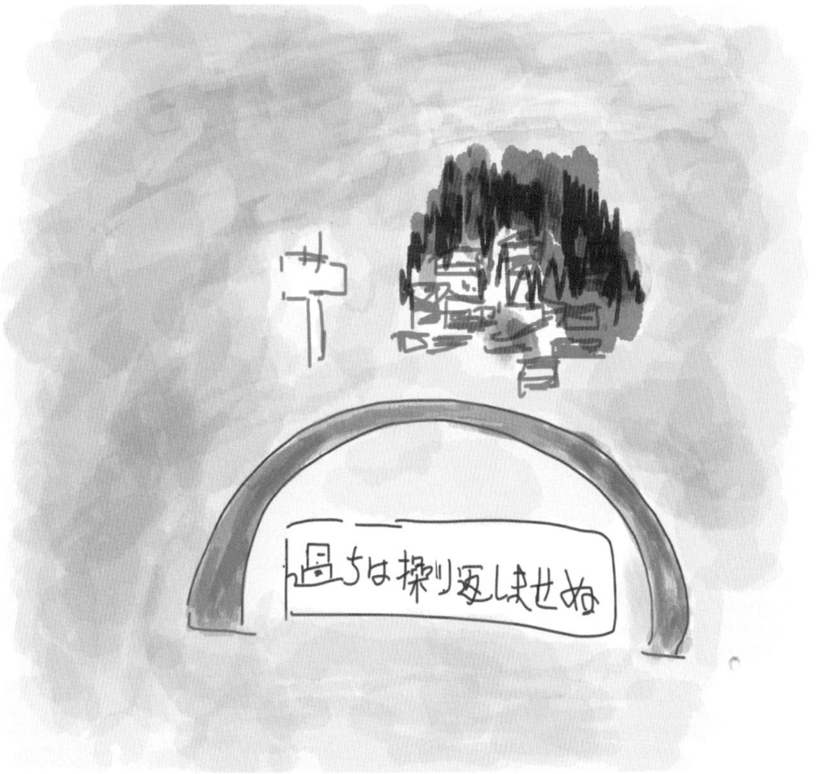

西洋には理想の別世界を求めるという考え方があるようだ。神が直接支配するというミレニアム王国。

現世の自然のおきてに従う伝統社会とは対象的だ。

神が支配するという理想社会へ向かって行く西洋社会。

理想の社会って本当にあるのか。誰の理想社会なのか。

今の社会は理想ではないのか。一体なにが問題なのか。

人間の欲望が問題を作り出す。
問題がなければ、理想社会に向かっていく理由がない。

実際に何か問題があるのか、ないのかは問題ではない。
何か問題があるということにすればよいのだ。

そうすれは、理想社会を求めていく理由ができる。
とにかく問題となる理由を作り出すのだ。

その問題の解決策を出した人が支配する社会になったのが、中世以降の支配の仕組みではないだろうか。

さまよう旅人になるのか・・・

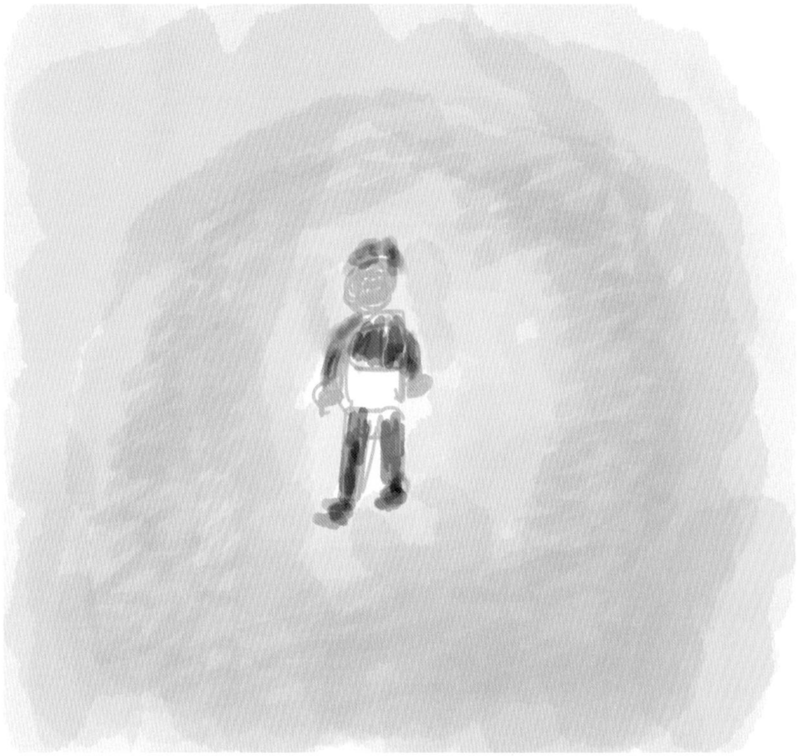

問題はないのに、あるように見せかける。何もないところから問題を作り出すには、対立を作り出して「戦い」という演出をする。

自作自演に過ぎないかも知れないが偽のヒーローの誕生だ。自作自演だから、問題解決に神の啓示を受けたような力が発揮できる。

もしかして､歴史とはそういうものかも知れない｡歴史とは、自然の営みでなく、人が作り出したものだからだ。

西洋社会の文化を反映した歴史観が世界を支配する時代はいつまで続くのか。

ずっと自然の恵みによる理想社会にいるにも関わらず、どこかに別の理想社会があると言う幻想をいだき、旅立つのだ。

このようにして、幻の理想社会を目指して多くの人が「さまよう旅人」になる。

これまでの自然の恵みを忘れて、知らないうちに自然のおきてを破ってしまう。しかし、何もしなくても自然は問題を解決してくれる。

ただ待っていればよいのだ。それが自然のおきてだ。自然は必ずもとのところへ帰ってくる。

マスクが先か、ワクチンが先か・・・

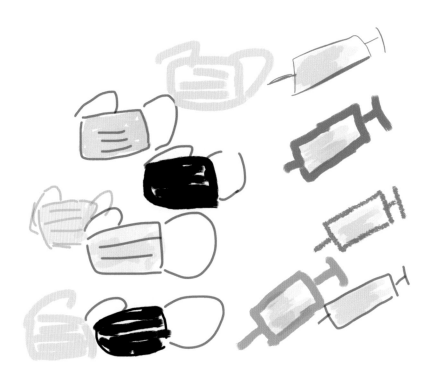

「卵が先か、鶏が先か」ということを、西洋医療では、「薬が先か、病気が先か」ということに置き換えることが出来るかも知れない。

マスクに関しては、「マスクが先か、ワクチンが先か」あるいは、「PCR が先か、マスクが先か」ということになるだろうか。アイデアの順番はどちらからだろう。

無症状感染者という用語を作り出した PCR 検査。そして無症状感染という謎の感染症を視覚化するマスク社会。どちらが先だろう。

「ワクチン」と言う名の謎の遺伝子注射は、マスク社会になったからこそ、ワクチンを欲しがる人々を増やしたのではないか。

「ワクチン社会にするための、マスク社会。マスク社会をつくりだすための PCR 検査」と考えると、これまでの疑問が解けて来るだろう。

目的を達成するために手段を考えるという目的志向型のイデオロギーは、西洋文明の基盤になっているのではないだろうか。

唯物史観の問題を根源から考える必要がありそうだ。

PCRは偽遺伝子増幅を取り除くシステムがない

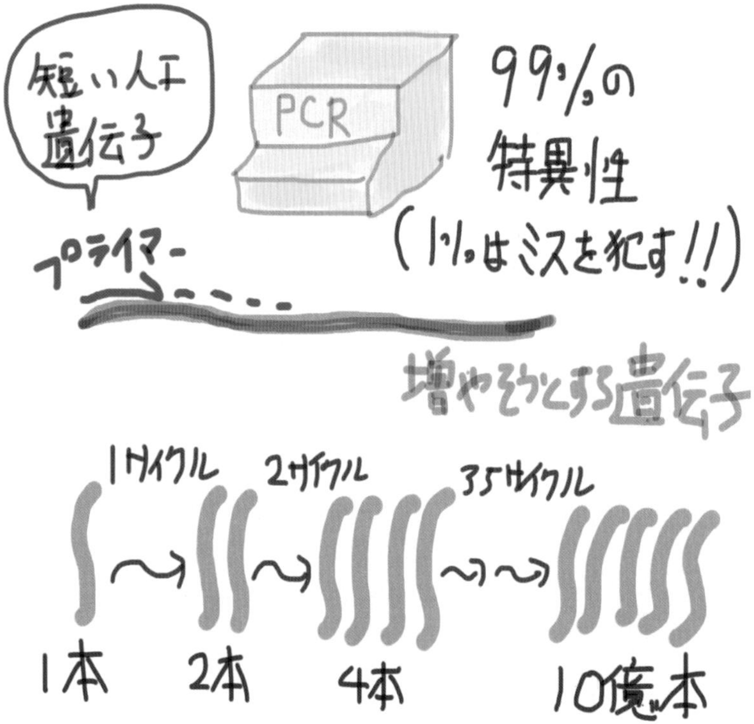

PCRは、99%の正確さで遺伝子を複製する。しかし1%は、無関係の異常遺伝子を複製する。しかし、この1%が今回の主役だ。

細菌などの微生物が遺伝子を複製するときにミスが起こったら、多分生きていくことすら出来ないだろう。

自然は、異常遺伝子を取り除くシステムだ。異常遺伝子がそのまま増え続けることはない。だから、自然の中で異常な遺伝子が増えて困ることはない。

しかしPCRは、このような異常な遺伝子を取り除くことができない。異常遺伝子を取り除くという仕組みがないのだ。異常な遺伝子も、正常な遺伝子とともにどんどん増えるということになる。

正常でない遺伝子複製をできるだけ抑えることが長年の課題であり、PCRの抱える大きな問題だ。

PCRを発見したアメリカのキャリー・マリス博士は、「感染症の診断にPCRを使うな」と警鐘を鳴らしていた。実際「PCRは遺伝子の数が1コピー以下でも検出できる」という発言が残されている。

これは、実際の遺伝子がなくても、増幅反応が起こるという偽遺伝子増幅のことだ。

PCRはRNAウイルス検査に使ってはならない

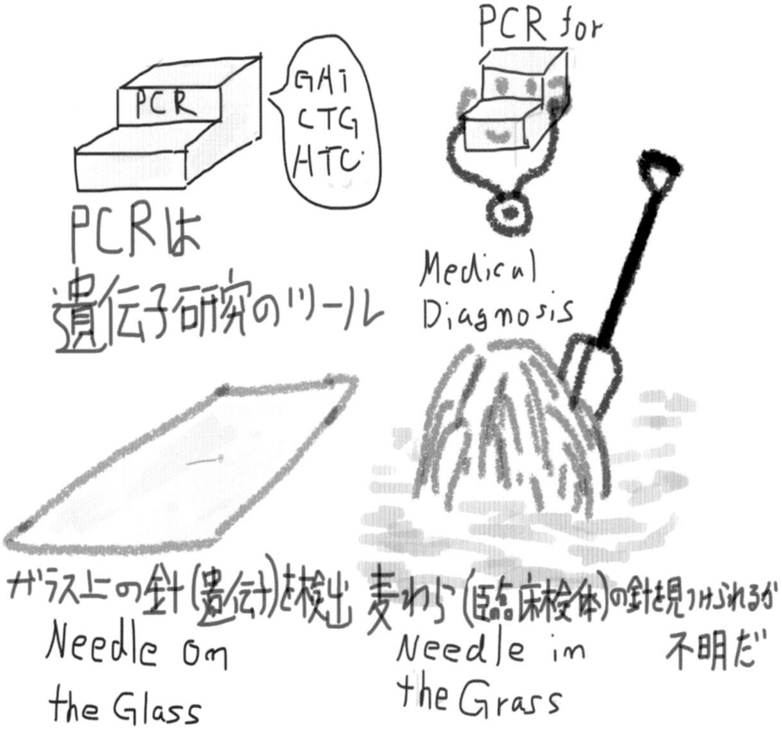

PCRは、医療検査のために開発されたものではない。もともとは、遺伝子を試験管内で増やすツールであり、遺伝子工学などの分野では、研究室において汎用されている。

問題は、PCRが遺伝子工学に使えるから、医療の臨床検査にも使えるとは限らないと言うことだ。使えそうな気がするが、臨床検査にPCRを使うことの何が問題なのか・・・。実はそこに本質的な問題が隠されているのだ。

それは、検体中に共存する無関係の遺伝子を一定の割合で増やしてしまう偽遺伝子増幅があるために、偽遺伝子増幅と臨床検査で検出したい遺伝子増幅との区別が出来るのかという問題である。

臨床検査で検出したい遺伝子を「針」に、偽遺伝子を「麦わら」に例えてみよう。

ガラス板の上に「針」が置いてある場合には、PCRで針を検出できるとする。しかし、「麦わら」の山から「針」を検出できるという保証はない。

共存する偽遺伝子の割合が多い場合は、PCRは使えない。実際の検体中にどれくらい偽遺伝子があるかも不明だ。

特に変異の多いRNAウイルスでは、臨床検査にPCRは使えないレベルだ。偽装感染症になる危険性が高い。

ウイルスの証明なしにはPCR検査の証明は不能

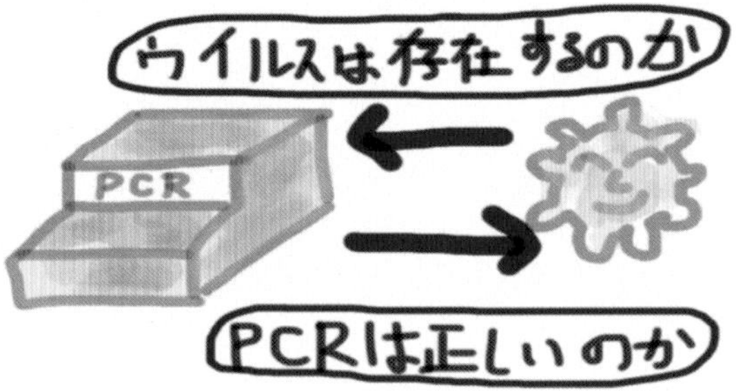

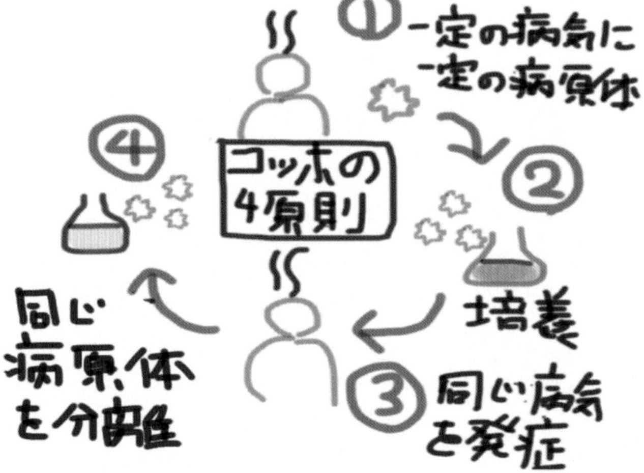

2020年は、PCR検査という言葉が流行した。それまでは、PCRは遺伝子を増やす仕組みだと思っていたのに、果たして医学の検査に使うことができるのだろうか。どうもあやしい。

わざわざ人間の遺伝子や常在微生物の遺伝子が増えやすいようにプライマーの設計をしたとしか思えないPCRに、一体どんな意味があると言うのか。

医学の検査というよりも、社会に問題を引き起こすためのPCR検査になっているように見える。

病原体を本当に増やしているのかを確認するには、標準となる病原体を使って調べる必要があるだろう。

標準となる病原体がないと、PCR検査の正しさを科学的に証明できない。ワクチンの必要性も科学的に証明できない。

病原体の存在を確認することが不可欠だ。しかし、世界のだれもコッホの4原則を満たすことを示していない。科学的にウイルスの存在が証明できていないという意味だ。

病原体の存在を確認する方法がコッホの4原則だ。

どうもこのコッホの4原則をすべて満たしたものではなく、ひとつも満たしていないレベルだ。

ウイルスの存在証明が基本だ

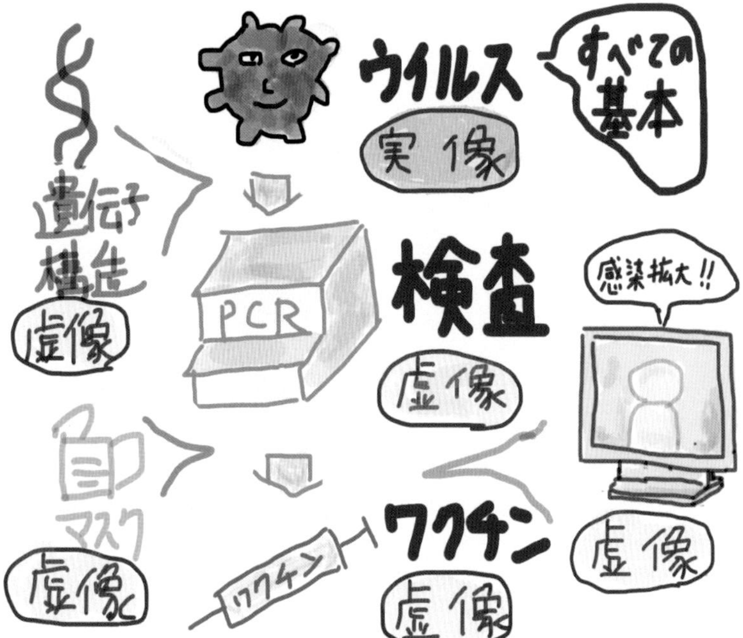

病原性ウイルスの存在を証明しない限り、PCR 検査の正しさを証明することは出来ない。遺伝子情報が出されていたとしても、その遺伝子情報が正しいということも証明できない。

病原性ウイルスの存在が証明できてから、遺伝子構造を推定する。そして、その遺伝子情報と病原性ウイルスを使って、PCR 検査が正しいことを証明する。

まず、病原体ウイルスの存在証明が出来ないと、病原体検査法ができるはずもないのだ。ワクチンであるという証明も病原体ウイルスの存在証明が必須だ。

PCR 検査で陽性になったとしても、一体何を見ているのかについての情報にはならない。いろいろな遺伝子が増えている可能性があるからだ。

「PCR 陽性者が増えている」「テレビが言っているから」「マスク社会になったから」「ワクチンが出来たから」という事実が、感染症が広がっているという証明ではない。遺伝子構造が決まっているからウイルスの存在が証明されているわけではない。それらは、すべて虚像にすぎないのだ。実像のウイルスは、未だに証明されていない。それならば、虚像に何の意味があるのか。

そもそも病原体ウイルスの存在証明が出来ていない段階で、間接的な病原体検査法の開発が必要だろうか。

無症状感染って何だ？？
問題がないのに問題を作り出す

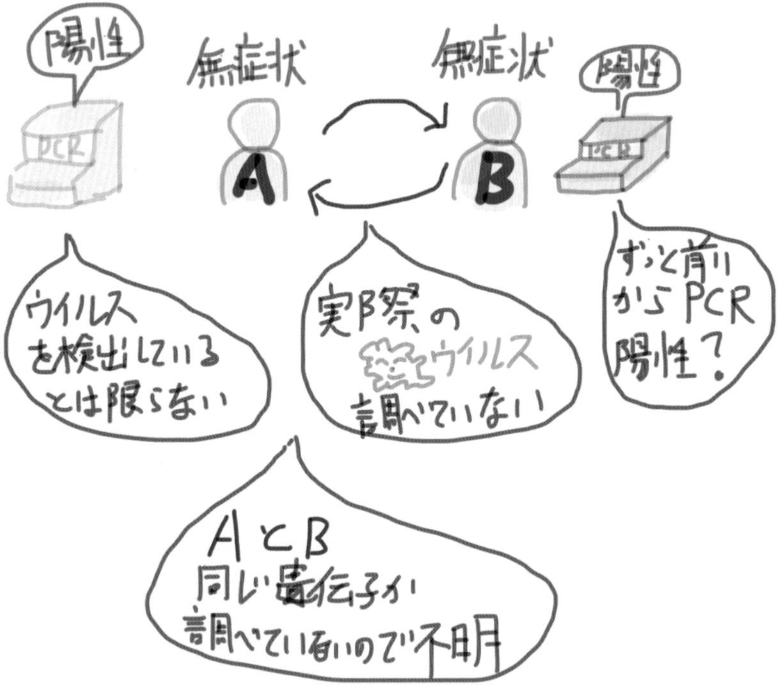

無症状感染ということが問題となっているが、基本的にすべての人が何らかのウイルスに無症状で感染している。

そもそも、何を問題にするべきかという根本的な議論が欠けていることが一番の問題なのだ。

ウイルスに感染することが問題ではない。症状を出して日常生活に支障が出ることが問題なのだ。

今回のコロナ騒動で、無症状を問題とするためにPCR検査が導入された。

一体何を見てるのかわからないPCR検査をゴールドスタンダードにして、問題がないのに問題を作り出している。

無症状の人が感染源になるという話は、Aの人とBの人が無症状期に接触して、発症後A,B共にPCR陽性であったという観察により作られた話だ。事前のPCR検査もしていない。

AとBのウイルス遺伝子の同一性の確認もしていない。そもそもウイルスの存在すら調べていない。

本来問題ではないことを、問題とすることが問題なのだ。そして一番問題とするべきことを一切問わない。

これが、ワクチン社会という恐怖社会を創り出す。

PCR検査は、偽陽性の製造機にもなる

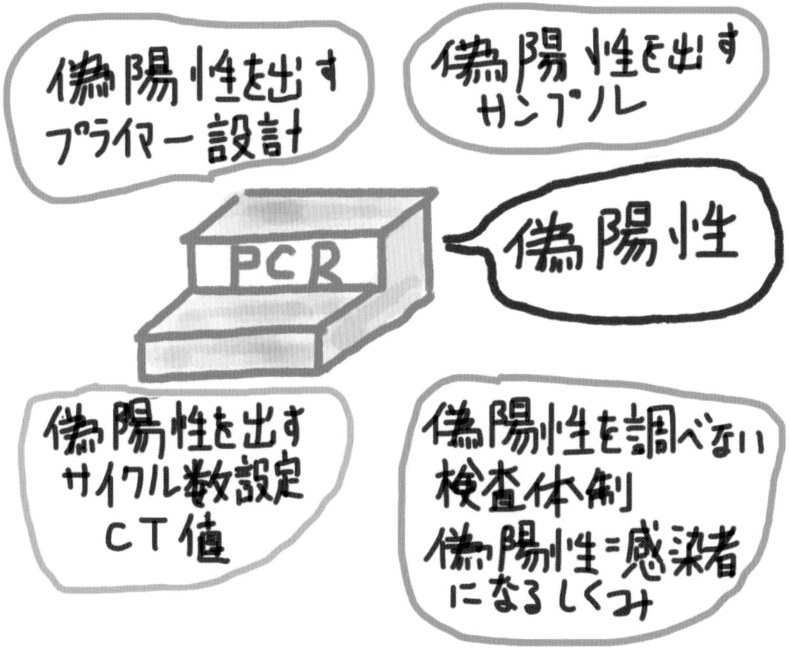

PCR は試験管内で遺伝子を増やす技術であり、遺伝子工学の重要なツールだ。しかし、医療の病原体検査に使うことが出来るのかについては、これまでも議論されてきた。

RNA ウイルス検査に PCR は使えないという本質的な問題がある。これに加えて、今回の PCR 検査はつぎのような問題がある。

1. PCR 検査に使われているプライマーに、ヒトゲノム遺伝子や常在微生物のトキソプラズマと類似したものなど、偽陽性が出やすいものが使われている。

2. 咽頭《いんとう》スワブのような雑多な遺伝子が混在しているサンプルは、偽陽性が出やすい。雑多な遺伝子が共存する場合には、PCR の遺伝子検出に限界が存在することを忘れてはならないだろう。増幅しようとする遺伝子の割合が低い場合は、結果はすべて偽陽性になってしまうのだ。

3. PCR のサイクル数の設定が多すぎると、必ず偽陽性が出る。実際の各陽性検体の陽性限界値（Ct 値）が公表されていない。

4. PCR 検査の陽性者について、偽陽性であるかの確認作業を行っていない。感染症の届出の仕組みを利用して、無症状の PCR 陽性者は偽陽性でも自動的に感染者として報告される仕組みができている。

無症状のPCR陽性者が感染者になるトリック

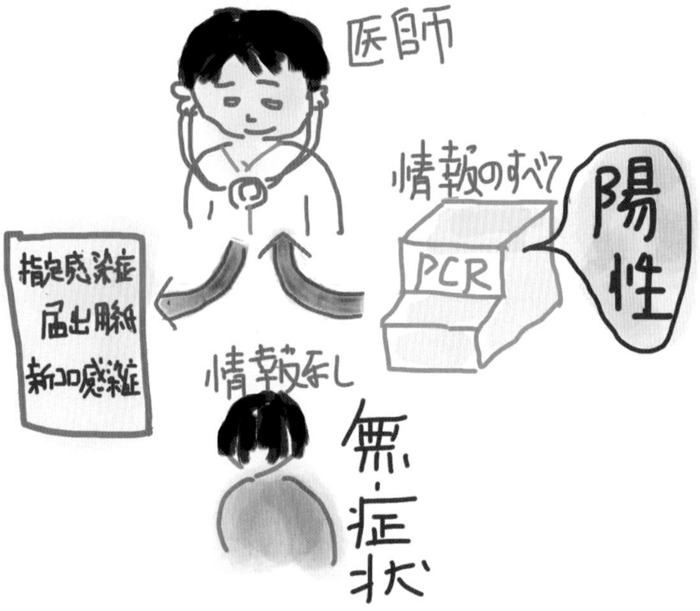
医師
情報のすべて
陽性
PCR
指定感染症
届出用紙
新コロ感染症
情報なし
無症状

「PCR 陽性は、病原性ウイルスの存在を意味しない」（米国 CDC 及び厚労省審議官の国会答弁）にも関わらず、PCR 陽性者数を感染者数としてマスコミでは報道している。

PCR 陽性者数に基づいて、非常事態宣言や飲食店自粛などの要請が出されている。

PCR 陽性者の中に本当の感染者はいるのだろうか。感染者数でなければ、行政措置の意味はないはずだが・・・。

無症状者の PCR 検査を行うことにより、PCR 陽性者が自動的に感染者になる仕組みが存在するのだ。

指定感染症なので、これを診察した医師は厚労省に届出を行う義務がある。無症状の人においては、PCR 検査の結果が情報の全てになる。

症状からの情報がないので、「PCR 陽性であれば、新型コロナ感染を否定する診断はできない」という理屈になる。他の選択肢はないのだ。そのために、PCR 陽性であれば、自動的に感染者として届け出ることになる。

無症状者に対して PCR 検査すること自体が、PCR 陽性者を感染者とする間違いを生み出す温床だ。

指定感染症としての届出義務が、「PCR 陽性者が自動的に感染者になるトリック」として、今回の騒動の主役になっていることに気づくことが、問題解決のポイントだろう。

PCR検査は、PCRおみくじと名前を変えよう

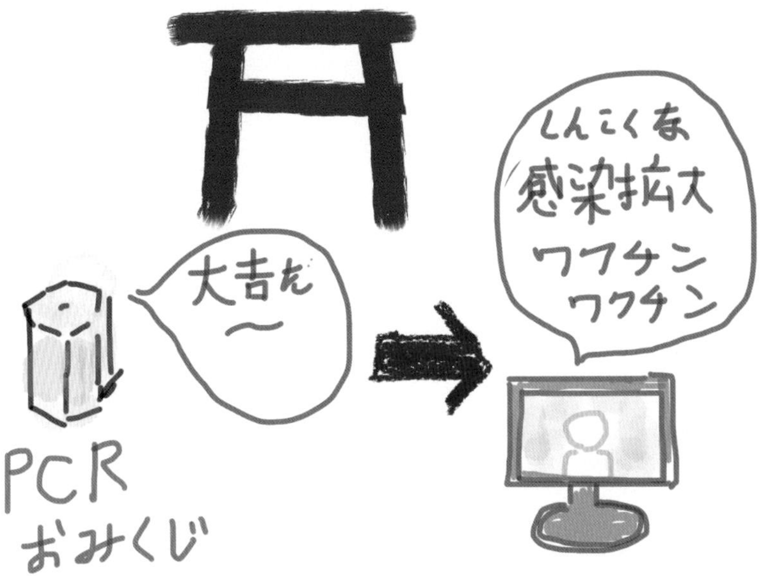

自然界に存在しない、異常な遺伝子がPCRで増えているとしたら、臨床検査としての意味はない。PCRは、試験管内で自然界に存在しない遺伝子も増幅できる。サイクル数を変えることにより、遺伝子の増幅はいくらでも調節できる。

臨床検査に使えるかを研究するだけでも1年以上かかるだろう。今回は、何の研究もしないままにPCRを病原体検査に使い始めた。

理論的には、PCR検査は偽装感染症を簡単に創り出すことができる。ただし、テレビなどのマスコミとタッグを組むことが前提になる。

そもそも変異体の多いRNAウイルスでは、PCR検査などは成り立たないはずだ。インチキな検査に利用されかねないPCRは、感染症の診断につかってはいけないのだ。

ウイルスによる感染症が自然に蔓延しているのであれば、自然に終息する。それは、感染症から回復した人により集団免疫が成立するためだ。

それに対して、インチキ検査による偽装感染症は終息しない。人工的に陽性者を作り出すことができるからだ。

PCRは臨床検査に使えるレベルにないおみくじのようなものだ。「PCRおみくじ」と名前を変えるべきなのだ。

ワクチン接種は帰らずの旅立ちか・・・

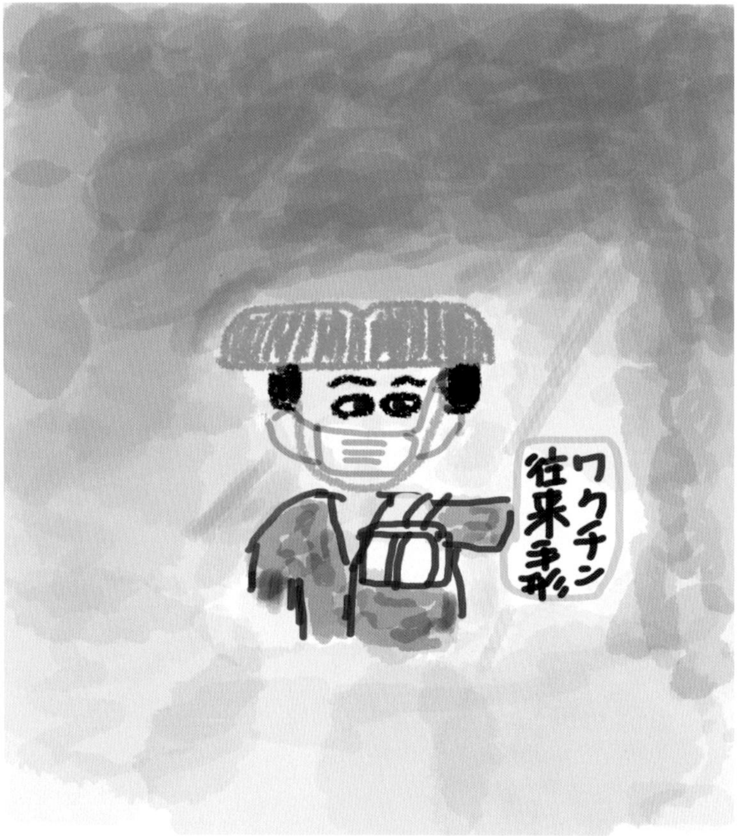

ウイルス蔓延という問題を作り出して、無理やり人々に旅立ちを強いているのではないか。

その旅立ちの門出の印として、ワクチンというものでお墨付きを与えるのだ。

一体どこへ旅立とうというのか。

だれも知らない遠い世界へ。

再び帰ってくることの出来ない旅立ちかもしれない。

しかし、そう思わない人が多いのではないか。

旅に出ると、さらに困難な問題につきあたる。

しかも、その解決もできない。後戻りもできない。そんなことになりはしないか。

どうすれば、そのことについて詳しく知ることができるのだろうか。

そして、私達は一体どこへ向かって旅立とうとしているのだろうか。

本当の問題がどこにあるのかを気づけるかが、問われている。

謎の遺伝子注射は歴史を変えるため？

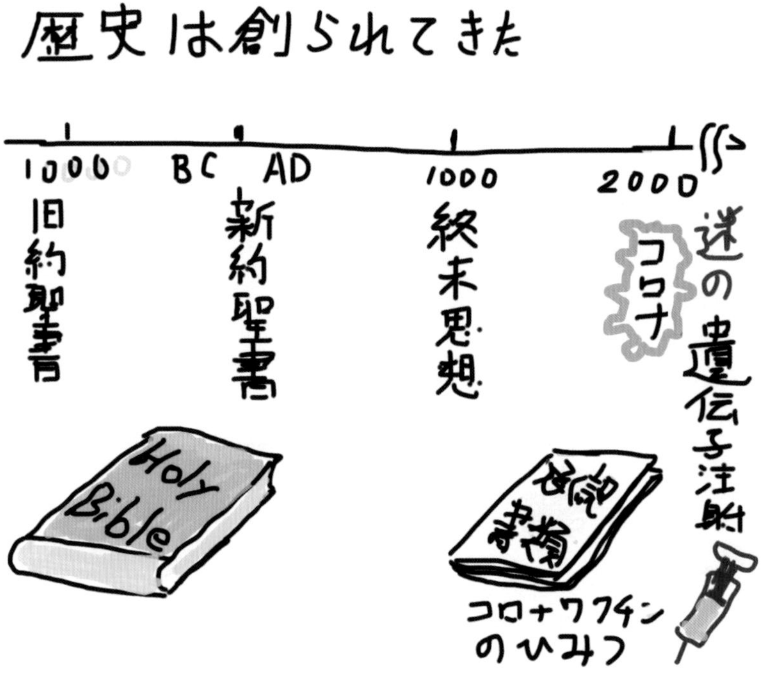

歴史の転換期としてのコロナ騒動。ミレニアム問題として考える必要があるだろう。

今から千年前も終末（末法）思想で世の中が混乱した。

ムーンショット計画が内閣府のホームページに掲載されている。これは、ミレニアム問題の計画の一環だろうか。

遺伝子組み換え技術を使った、天然には存在しない遺伝子を、人間に注射をする謎の遺伝子注射は本当にワクチンなのか。

効果と安全性の検証も、国内では特例承認ということで省略された。動物実験も行っていない。

組み換え遺伝子ワクチンをいきなり人間で使うという壮大な人体実験だ。

ワクチンの遺伝子構造の情報は、ワクチン承認の書類として厚労省のホームページから入手可能だ。70 ページあまりの書類の情報を詳しく知る必要がある。

この書類には、黒塗りの部分も多く、公表されている部分から、このワクチンにはどのような秘密が隠されているのかを推察する必要がある。

怖いのはどっちかな・・・

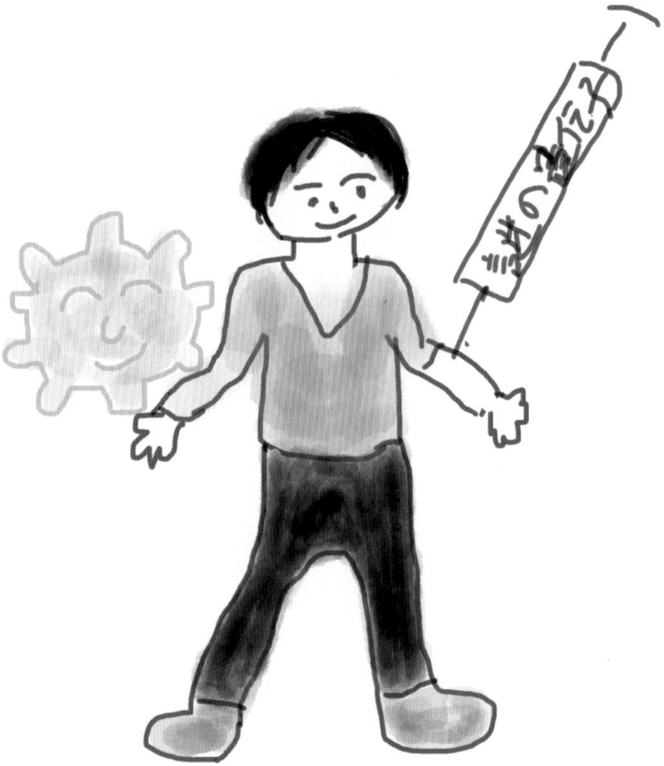

新型コロナウイルスと謎の組み換え遺伝子注射は、どっちが怖いのだろう。

新型コロナウイルスは、PCR 検査で陽性になるから、あることになっているけど、本当の姿を見た人はいない。

PCR 検査陽性は、病原体ウイルスの存在を証明したことにならない。一定の確率で、どんな遺伝子でも PCR 陽性になる。どんな遺伝子を増やして PCR 陽性になったのかを確認していないので、何とも言えないというのが現実だ。

本当に新型コロナウイルスは､この世に存在しているのだろうか。

謎の組み換え遺伝子をワクチンと称して、国民全員に注射するという計画は、もしかして悲惨な結果にならないだろうか。

今回のワクチンは、遺伝子を直接注射するというこれまでと全く違った形である。これまで有効なワクチン開発が難しいとされてきた RNA ウイルスに対するワクチンが 1 年足らずで開発されるなど異例の展開を見せている。

一年後に何が起こるのかは誰にもわからない謎の遺伝子注射。問題点として、ワクチンの有効性、そして有害事象として、組み換え遺伝子の問題、新しい劇薬 LNP（脂質微粒子）の 3 点を取り上げていく。

本当に恐れるべきは何か。自分で答えを出さなくてはいけない。

二度なし免疫が成立しない感染症にワクチンは困難だ

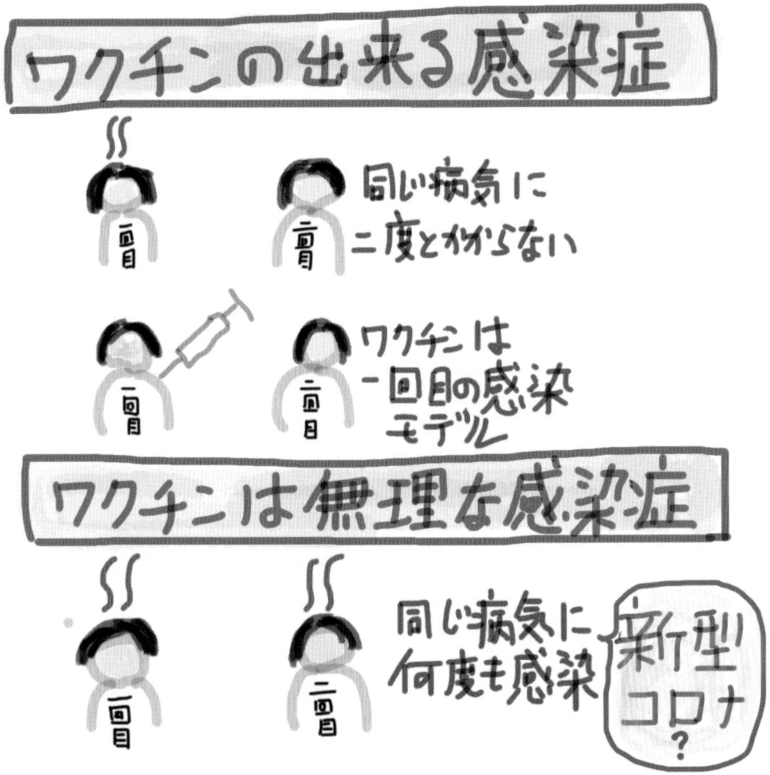

有効なワクチンがあるのは、同じ病気に二度と感染しないことがわかっている感染症だけである。

ワクチンは、人工的に感染症にかかった状態にして、二度なし免疫の状態をつくりだすことである。

ワクチンにより、自然に感染して回復した時と同程度にまで、免疫力を高めることは難しい。

したがって、二度なし免疫がはっきりしていない感染症に関して、ワクチンにより感染症のリスクから逃れることは不可能だ。

二度なし免疫がはっきりしていない感染症のリスクを避けるには、自然の免疫力を高めることである。

新型コロナの病原体は、RNA ウイルスであり、何度も感染するとされている。

新型コロナに対する有効なワクチン開発は無理なのだ。
これは自然の摂理である。

自然の免疫力を高めるために必要なことは、自然の免疫力を落とす生活を避けることである。

マスクやワクチンは、自然の免疫力を落とす行為だ。

自然の免疫力を取り戻すことが、一番大切である。

粘膜免疫機構は筋肉内注射では誘導できない

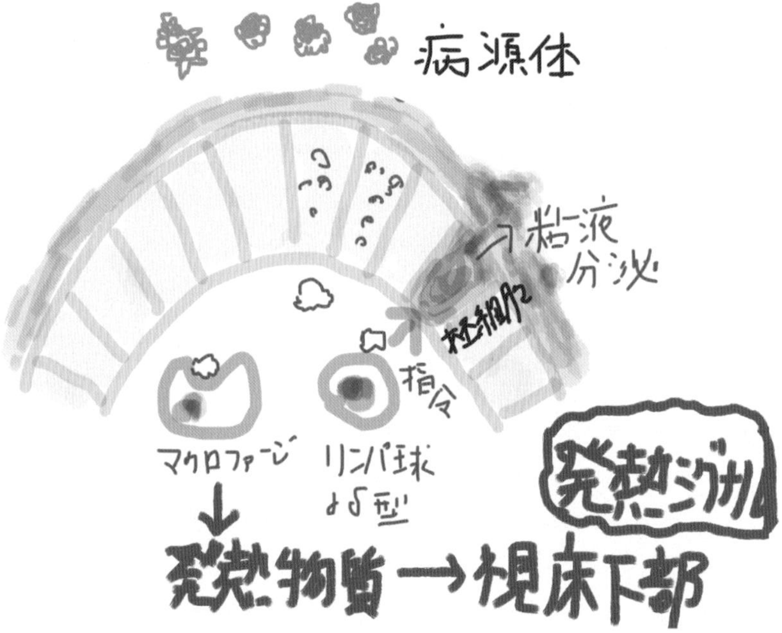

自然の状態における気道粘膜からの病原体侵入は、粘膜免疫機構が働いて阻止してくれる。

体の状態が悪い時には、粘膜免疫が十分でなく粘膜バリアを病原体が突破して、気道上皮細胞に侵入する。

気道上皮細胞に病原体が侵入して増殖し、細胞に障害を与えると、細胞から出た病原体や破片などが、上皮の底部に存在するマクロファージ系の細胞に貪食《どんしょく》される。

発熱は、粘膜粘液が病原体により破られウイルス増殖が起こったというシグナルだ。ここから血液の免疫機構が働く。マクロファージから発熱物質が産生される。これが脳の視床下部《ししょうかぶ》を刺激して発熱の症状がでる。

筋肉内のワクチン接種は、粘膜免疫機構とは異なった仕組みで、無理やり抗体を作り出す。したがって粘膜系の感染防御の仕組みを誘導するには不適切な方法である。

自然の生体防御システムの中でも最重要の役割を担っている粘膜バリアを強化するには、粘膜からの刺激が効果的である。

自然な状態で粘膜免疫が良い状態になっている。マスクの常用は、不自然な状態を作り出している。

組み換え遺伝子を直接注射する危険なワクチン？

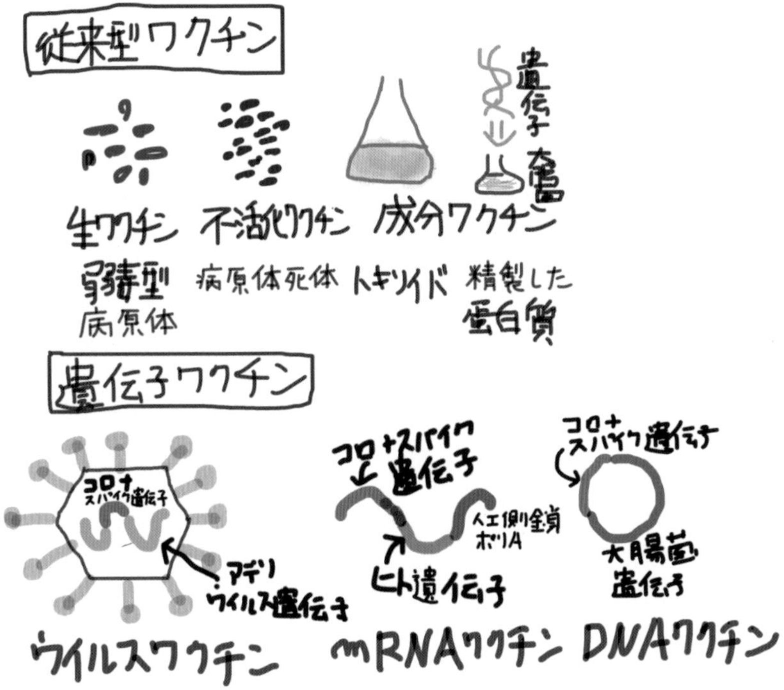

これまでのワクチンでは、病原体の蛋白質に対する抗体を作らせたり、蛋白質によって誘導されるリンパ球の免疫作用を利用していた。

病原体の蛋白質を注射しても抗体はほとんどできない。
病原体の殻の成分である糖の仲間が免疫を誘導する。

そのために、蛋白質よりも、病原体の死骸の方が免疫を起こすのに優れている。さらに、弱毒型の病原体の方が免疫を起こす力は強い。

今回のワクチンは遺伝子ワクチンである。組み換え遺伝子をワクチンとして大規模に人間に使うのは初めてだ。

コロナウイルスに対する遺伝子ワクチンは、mRNA ワクチン（ファイザー社、モデルナ社）ウイルスワクチン（サルアデノウイルスベクター、アストラゼネカ社）DNA ワクチン（アンジェス社）などがあり、いずれも組み換え遺伝子である。

組み換え遺伝子は、細胞の中に侵入し細胞の仕組みを利用して、コロナウイルスの蛋白（スパイク領域）を作ってもらう。

細胞外に放出されたスパイク蛋白が抗原となり、リンパ球の働きによりスパイク領域に対する抗体が作られる。

LNP（脂質微粒子）は封じ込めて細胞に送り込む仕組み

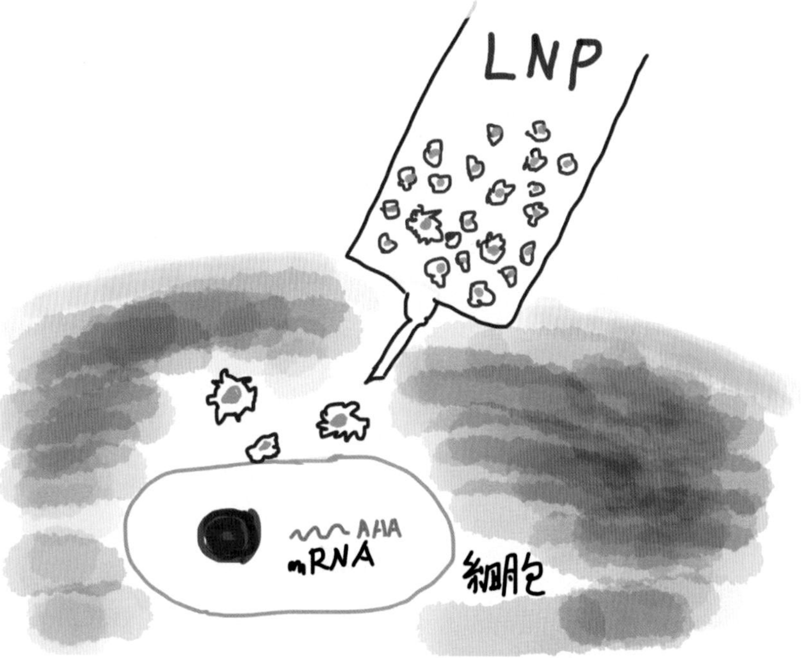

これまでのワクチンとは大きく違う点が２つある。

一つは、組み換え遺伝子をワクチンとして使おうとしていることである。

もう一つは、病原体であるはすの新型コロナウイルスの存在も確認されていないのに、ワクチンが存在するということだ。

これはワクチンではなく、謎の組み換え遺伝子注射というべきだろう。

mRNA ワクチンで使われる遺伝子は、メッセンジャーRNA だ。細胞内で遺伝情報をもとに蛋白質を作るときの伝令役を果たす。

注射された mRNA は、そのままでは蛋白質を作る役割を果たせない。そのために細胞内に入れ込んで、細胞に蛋白質を作ってもらう。

mRNA を細胞内に入れるための特別な仕組みが必要だ。分解されやすい mRNA を保護する役割を持った LNP（脂質微粒子）というカプセルに mRNA を封じ込めておく。

石鹸で油汚れが落ちる。その時に、石鹸は油を包み込んで水に溶かす働きをする。このとき、石鹸は LNP のような形になっている。

mRNAは免疫細胞間連携により抗体を作る

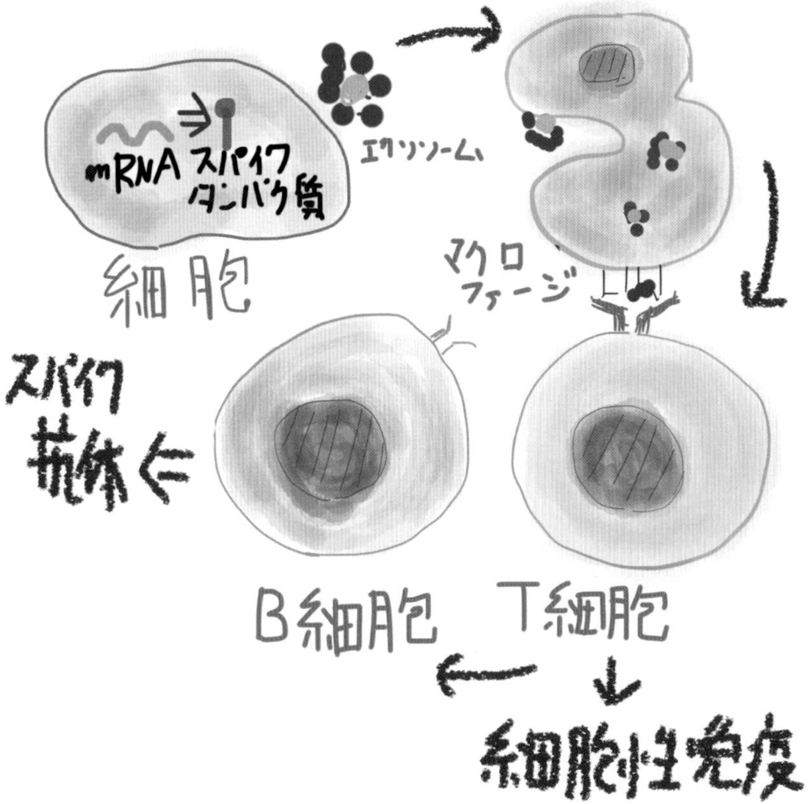

mRNA を、油を包み込む石鹸のようにカプセル化する。

このカプセルを細胞が丸ごと取り込むことにより、細胞内に mRNA を送り届けられる。

細胞に入った mRNA は、細胞の仕組みを借りて、ウイルスのスパイク蛋白質を合成する。

この合成されたスパイク蛋白は、細胞外にエクソソームとして分泌される。

このウイルススパイク蛋白を含んだエクソソームを異物の掃除役のマクロファージが食べる。

ウイルススパイク蛋白を取り込んだマクロファージは、この蛋白質を小さな断片に分解する。

白血球型をつくる蛋白質とこのスパイク断片が一緒になって、T 細胞に情報を渡す。この情報にもとにして B 細胞がスパイク蛋白に対する抗体を作る。

このようにいくつかの細胞間連携により、抗体や細胞性免疫が誘導される。

これまでのワクチンに比べて、多くの未知な仕組みが関与するために、何が起こるのかわからないという面があることに注意する必要があろう。

即席コロナワクチンは何が起こるかわからない

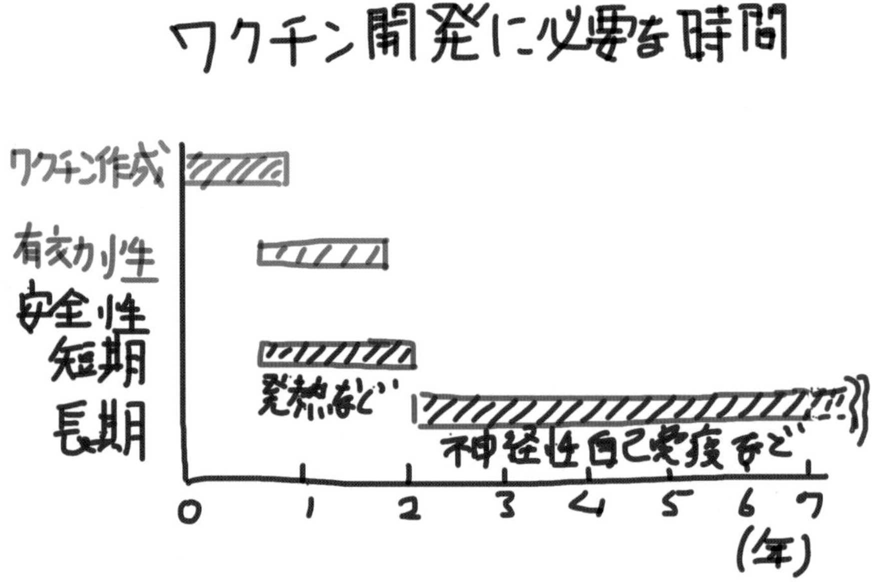

ワクチン開発には少なくとも数年間が必要だ。

数年間を要するのは、ワクチンの安全性確認に時間がかかるからだ。

ワクチンの有効性については、予めほぼ決まっている。ワクチンにより自然の2度なし免疫の状態以上にすることは不可能だからだ。これは、自然の摂理に基づく考え方である。

したがって、自然の状態において二度なし免疫がはっきりしていない感染症では、ワクチンの有効性もはっきりしないという程度しか期待できない。

ワクチンの評価に時間がかかるのは、有効性以外の部分である。

実際にどのような問題があるのかは、やってみないとわからない。

人間と動物では違う部分がある。人間でも人種間やそれぞれの人によって異なる部分がある。

接種を急に拡大すると、予想していなかった問題が生じる可能性がある。徐々に接種対象を拡大することにより、大きな問題の発生を防ぐのが普通である。

皮膚を突き破り、謎の組み換え遺伝子を注入する

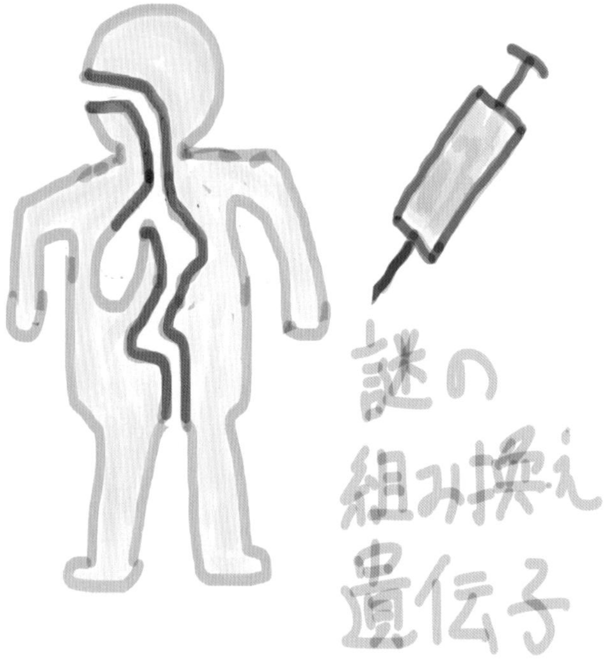

皮膚と粘膜は、生体防御の最前線として、外敵から身を守っている。

鼻、口、食道、気道、腸は特に重要な場所だ。粘膜が外敵の侵入を防いでいる。

生体防御から考えると、外敵の侵入を防ぐ働きのある皮膚と粘膜によって包まれたドーナッツ状の風船のようなものの内側が、体の内側ということになる（黄色の部分）。

コロナワクチンを接種することは、最も重要な生体防御の最前線である皮膚を突き破って、謎の組み換え遺伝子を注入する行為だ。

仮に病原性ウイルスが、人工ウイルスであったとしても、気道の粘膜が侵入を阻止してくれる。

粘膜と皮膚は、素晴らしい自然の仕組みだ。これらのお陰で、私達は自然の中で生きていくことが出来るのだ。

特別な場合を除いて、人工的に皮膚を突き破る行為は危険を伴うと考えたほうが良いだろう。

ウイルスの侵入は、免疫力を高めることで阻止できる。謎の遺伝子注射は、感染を阻止する能力は証明されていない。

RNA ウイルスは、変異が多く、有効なワクチンは難しい。

自然の仕組みを理解すれば、謎の組み換え遺伝子注射に手を出す必要はないことに気づくだろう。

筋肉内に注射された mRNAはどうなるのか

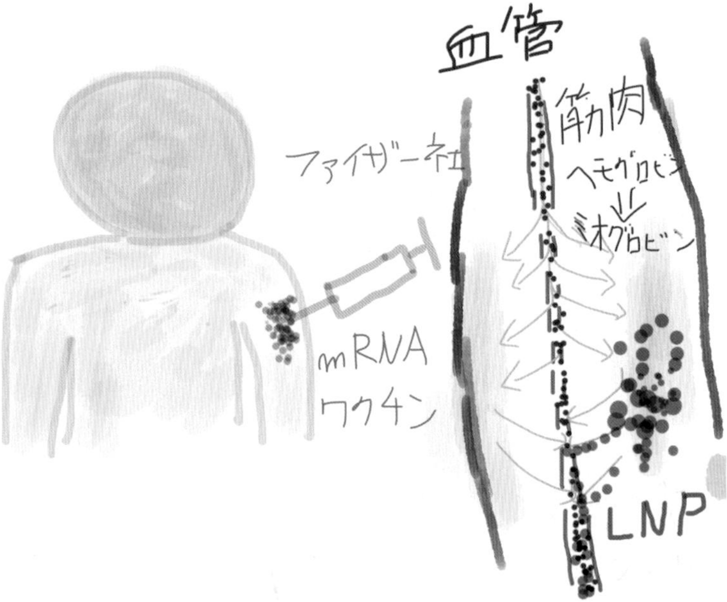

筋肉内に注射されたmRNAは、どのような運命をたどるのか。

筋肉内には、毛細血管が走っており、毛細血管から血液の血漿《けっしょう》成分が外に滲出《しんしゅつ》する。

心臓の拍動により血圧が上がった時に血液の血漿《けっしょう》成分が外に滲出《しんしゅつ》し、血圧が下がった時に血管の外から血管内に戻る。

赤血球は血管の外に出ることはない。白血球は、必要に応じて血管の外に滲出《しんしゅつ》し、炎症の現場に向かう。

赤血球のヘモグロビンが酸素を運搬しているが、筋肉内ではミオグロビンに酸素を移管して、筋肉細胞に酸素を送り届ける。

筋肉内に注射されたLNP（脂質微粒子）は、ある部分が筋肉内にそのままに留まって、筋肉細胞や炎症性細胞内に移行するものや、その場で分解されるものがある。

LNPの一部は血漿《けっしょう》成分が血管に戻るときに、一緒に血管内に侵入する。LNPは血流により、全身に拡散する。

LNPの主な行き先は肝臓、脾臓、副腎、そして卵巣である。

謎のLNP（脂質微粒子）が体中にばらまかれる

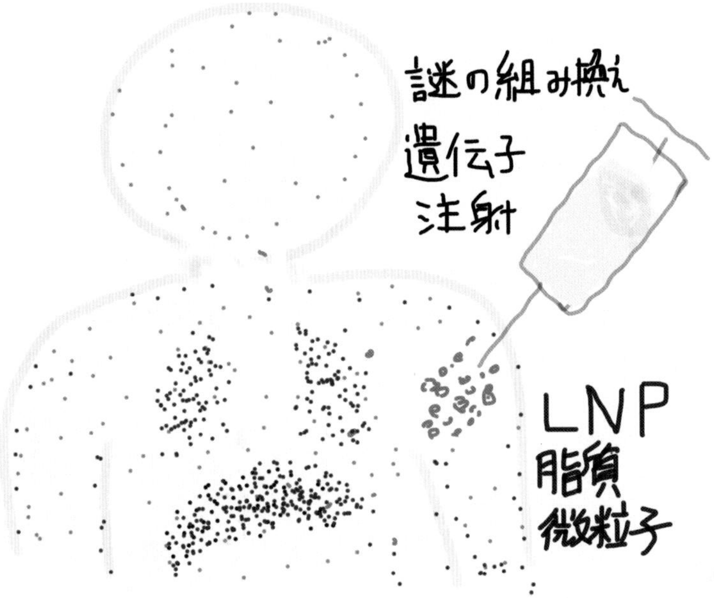

口から食べ物と一緒に入った遺伝子は、大部分が腸内で分解されるか、そのまま肛門より排出される。組み換え遺伝子であっても、同様である。

もし腸からそのまま吸収されたとしても、細胞内に移行する仕組みがないので、時間とともに分解されていく。

今回のmRNAワクチンでは、筋肉内に直接組み換え遺伝子を注射する。筋肉内に送り込まれたLNP（脂質微粒子）は数百億個以上だ。

筋肉から血中に移行したLNPは、どこへ行くのだろうか。貪食《どんしょく》細胞が発達している肝臓に多くが集まると予測される。ラットによる実験では肝臓の空胞化が確認されている。

LNPは、肝臓、脾臓、副腎、卵巣の４つの臓器に集中的にあつまることがワクチン承認書類に記されている。脾臓を除いて、これらの臓器に共通するのは、毛細血管が滞留する構造になっている点だ。脾臓の血管構造は他と異なる。

この書類に書かれていないのが、最大の臓器である血管だ。肝臓などの臓器に移行する途中で、血管の内皮細胞もLNPに曝されることになる。

血管の構造は、個人差がある。血管のこぶや分岐点の内皮細胞は特に攻撃されやすい。

自己免疫性の神経障害

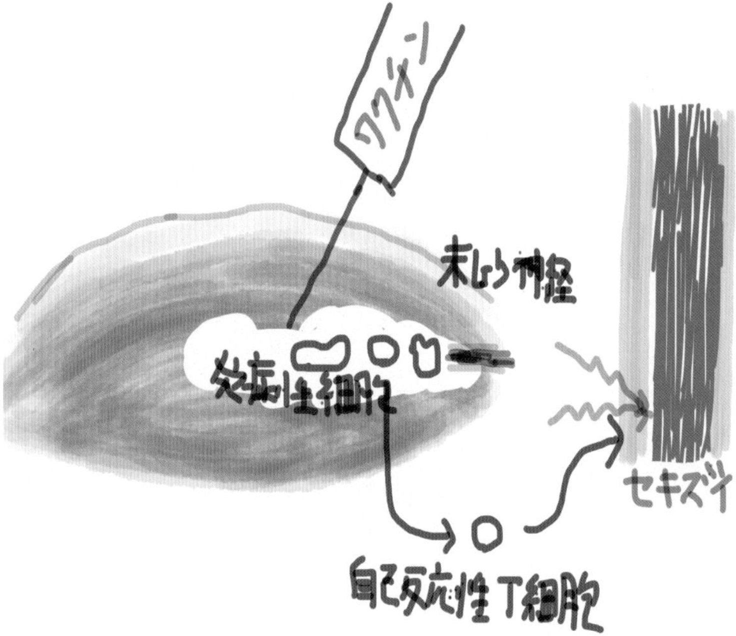

ワクチンの効果である抗体や細胞性免疫を誘導するためには、局所に炎症を起こす必要がある。これが、疼痛《とうつう》などの副反応につながる炎症により局所の組織もある程度のダメージを受ける。

筋肉には、運動神経や反射神経などの神経がある。ここに部分的な損傷が起こると、神経の一部の蛋白質に対する自己免疫性のＴ細胞が活性化される。

この自己免疫性のＴ細胞が増殖して、脊髄の神経を覆う組織に炎症を起こす。

神経伝達のシールド構造に機能不全が起こり、不随意運動や麻痺が起こる。

ワクチンにおいては、このような自己免疫性神経障害の危険性を完全になくすことが出来ない。

一般的に、女性の方が自己免疫を起こしやすい。女性ホルモンが免疫系に影響していると考えられる。

今回のワクチンは、疼痛《とうつう》や発熱などの副反応が、これまでのワクチンより強く起こっている。LNP の挙動分布が全身に及ぶことに起因する可能性がある。アジュバンド作用のあるポリＡ人工側鎖《そくさ》の問題も不明だ。

そのために、神経障害などの中長期の副反応も、これまでのワクチンよりも強く出るという覚悟が必要だ。

同意書は、すべて自己責任という同意である

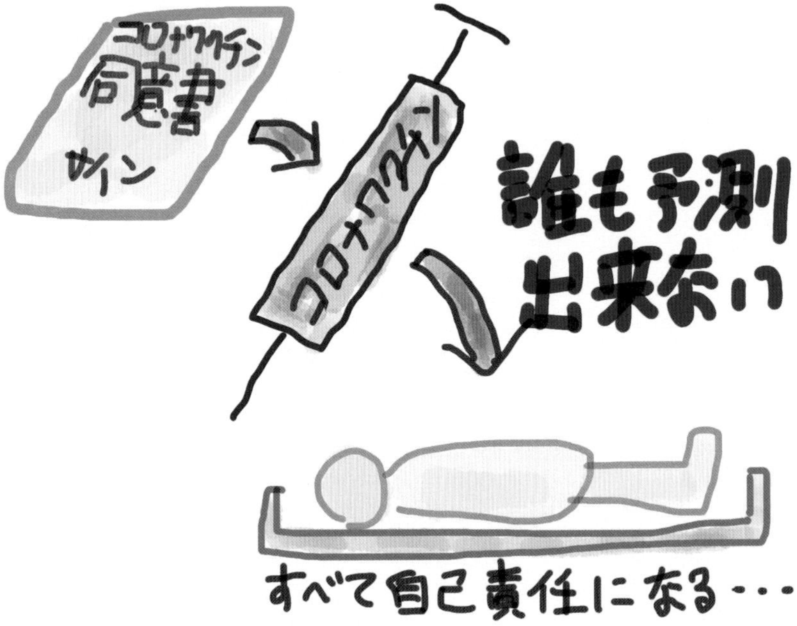

コロナワクチンの接種に際して、同意書の提出が求められる。危険性があるから、同意書が必要になる。

同意書には、このワクチン接種により起こりうる問題点などが記載されている。しかし、記載は羅列的であり、発生頻度などの数値がないと正しい判断は難しいだろう。

同意書にサインをすることにより、そこに記載されている問題点が起こったときに、自己責任になる。同意書に書いてあることに完全に同意できなければ、コロナワクチンを受けてはいけない。

記載事項の意味を理解して、その場で判断できる人は少ない。しかも、その場で断るのはかなりの覚悟が必要になる。専門的な用語が使われている。だから、事前に住民に問題点をわかりやすい形で周知する必要がある。

コロナワクチンに関する問題点に関する情報は、厚労省のホームページから得ることが出来るが、専門的な知識がないと難しいところが多い。

公式に公開されているmRNAの問題点については、熟知しておく必要があるが、専門的な内容になるので、理解できる人は限られるだろう。

このような情報に明記されていることが、実際にワクチン接種後に起こったとしたら、自己責任になるだろう。

有効率95％の正体・・・科学的には何の意味もない

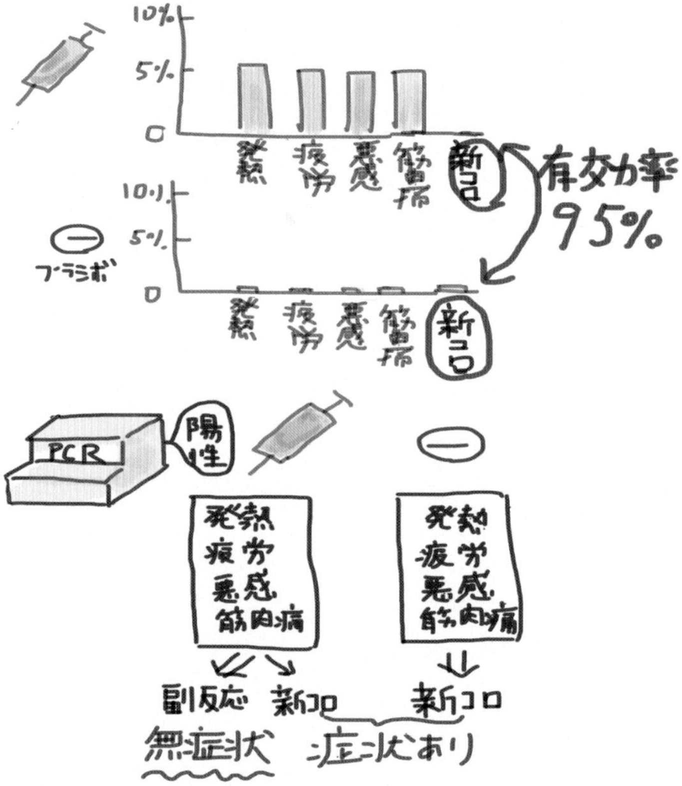

有効率 95%という数値が、このワクチンが有効であるという印象操作に使われているようだ。これはワクチンの効果判定のひとつの基準として出された数値であり、ワクチン接種を受けた人の 95%が恩恵をうけるわけではない。

２万人のワクチン接種を受けた人が 10 人発症し、同数の疑ワクチン接種者が 200 発症したということであれば、計算上、有効率 95%になる。

問題は、ワクチン被接種者に副反応が多数出ていることだ。その数は、新型コロナ発症者の数倍から数十倍にも及ぶ。

PCR 陽性者数のワクチン効果に関するデータはなく、感染阻止力は不明だ。もともと PCR 自体意味はないが・・・。

PCR 陽性者が発熱、悪寒、筋肉痛などの症状がある場合、無症状感染者のワクチンの副反応なのか、感染による症状なのかの区別は困難だ。ワクチンの副反応と判断されれば、新型コロナ発症者の数が減ることに注意が必要だ。これが、結果としてワクチンの有効率を上げることになる。

副反応は、新型コロナの症状と類似したものが多い。ワクチン評価に無症状感染者のデータがないことが、有効率 95%の数値を出すトリックとなり得る。

症状の原因は、感染かワクチンかという主観的な判定が、ワクチンの有効率のデータに反映される。95%という数値の科学的な意味はなく、科学的にはただの劇薬である。

謎の組み換え遺伝子注射はキメラ人工遺伝子

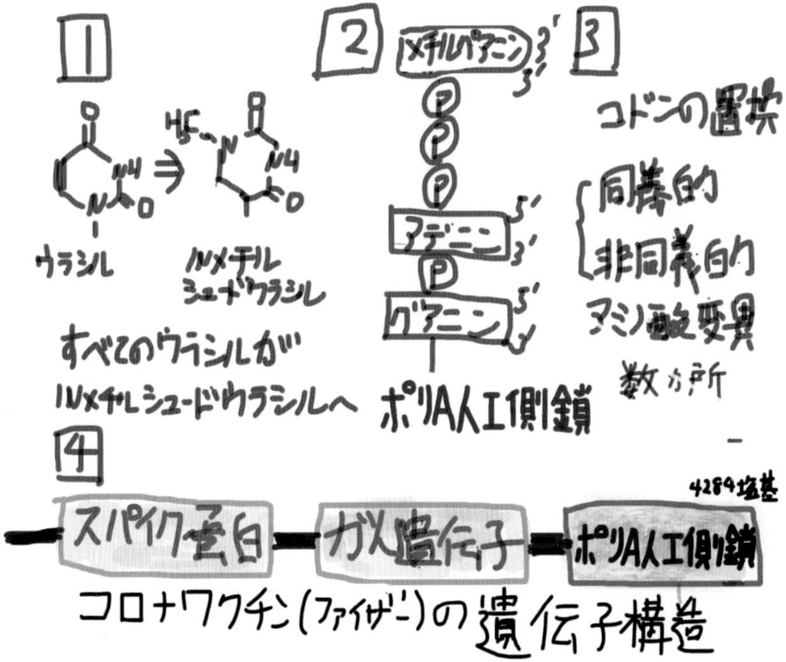

コロナワクチン（ファイザー社）は複雑な構造を持った組み換え遺伝子である。

mRNA の働きをすると言われているが、自然界に存在する mRNA とは全く違う性質をもっている。

通常の mRNA と異なっているのは、主につぎの５つの点だ。

１．mRNA の印であるポリ A のアデニンの代わりに人工側鎖《そくさ》を付与したアデニン誘導体を使った、ポリ A 人工側鎖《そくさ》構造が存在する。

２．mRNA 全体にわたってウラシルが、1N メチルシュードウラシルに置き換えられている。

３．mRNA の本体である新型コロナウイルスのスパイク領域の遺伝子は、ほぼ全域にわたって、これまでに天然型としてデータベースに登録されていないコドンを用いたものに置き換えられている。

４．蛋白質に翻訳されるスパイク領域のアミノ酸のいくつかが別のアミノ酸に置き換えられている。

５．人のがん遺伝子（がん抑制因子？）の一部が非翻訳領域に組み込まれており、コロナウイルスと人のキメラ人工遺伝子になっている。

コロナワクチンは5年後の保証は一切ない

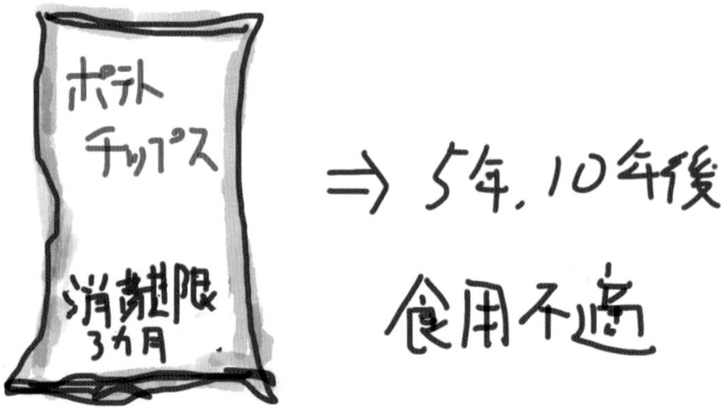

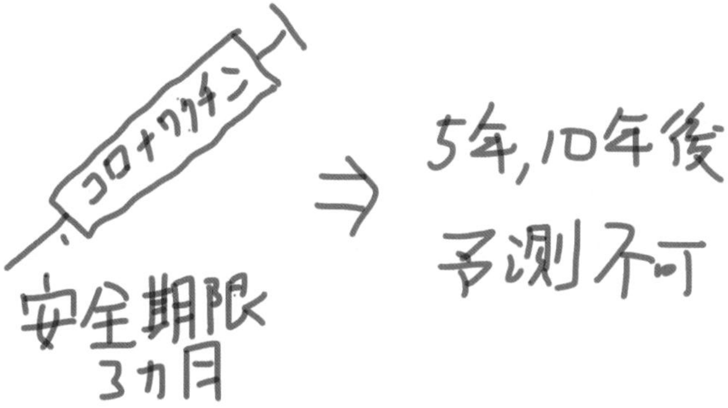

新しいものを使うときは、時として慎重な判断が必要になる。なにが起こるかわからないからだ。

体の中に注射で送り込もうとしている謎の組み換え遺伝子が、どのような働きをするのかは、誰にもわからない。

安全性確認は、3ヶ月から半年程度しか行われていない。5年先、10年先に何が起こるのかは、誰にもわからない。

消費期限が3ヶ月の食品を5年とか10年とか経過して食べる人は殆どいないだろう。今回のワクチンは、この食品の問題よりもはるかに危険だということである

一気にワクチン接種を拡大すると、被害も甚大になる。

一旦ワクチン接種をしてしまうと、もとに戻すことは不可能である。

子供については、全く安全性の確認がされていない。

妊婦についても極めてデータが不足している。

徐々に拡大して行くのであれば、大きな問題が一気に起こる前に、試行錯誤的に問題を発見することも出来る。

そもそもこのような危険なものを人に使わなくてはいけないような状況なのか、冷静な判断が急務であろう。

マスクは、ワクチン誘導のための巧妙な仕掛けか!?

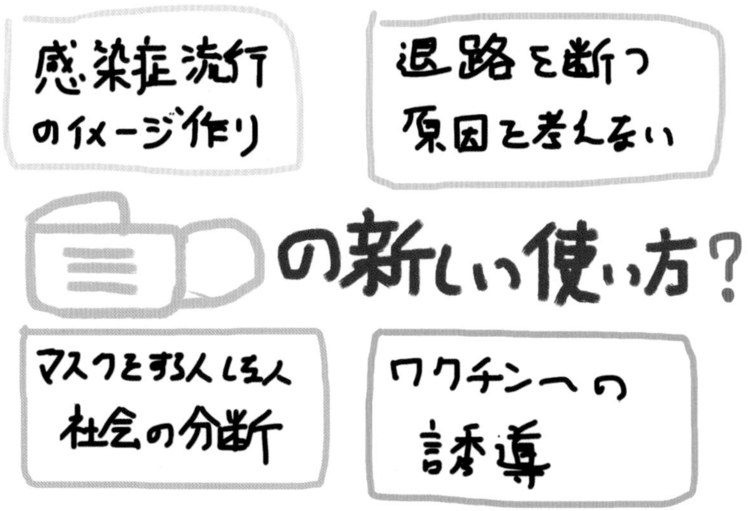

マスクは、これまで感染症の伝搬阻止や防塵・花粉症対策などで使われてきた。

今回の騒動では、マスクの新しい使い方がされているようだ。

1．様々な仕掛けにより、マスク社会が実現した。感染症が流行しているイメージが出来上がった。

2．一旦マスクが当たり前になると、マスク社会以前の状態に戻すことが難しくなる。マスクをしない人との心の隔たりが出来る。心理的な要因が大きい。

3．マスク社会が普通になると、その原因を考えなくなる。マスク社会を受け入れてしまったということは、その前提条件である感染症流行も受け入れていることになる。マスクをしている人は、マスクをしてない人が感染を広げるために、感染症が終息しないと考える。このような形で社会の分断が起こされる。

4．マスクは、自然な呼吸の妨げになる。はやく自然な状態に戻りたいという体の声が、ワクチンへといざなうのだ。

マスクが新しい目的のために使われ始めたということは、歴史に残るだろう。

PCR検査とコロナワクチンの共通点

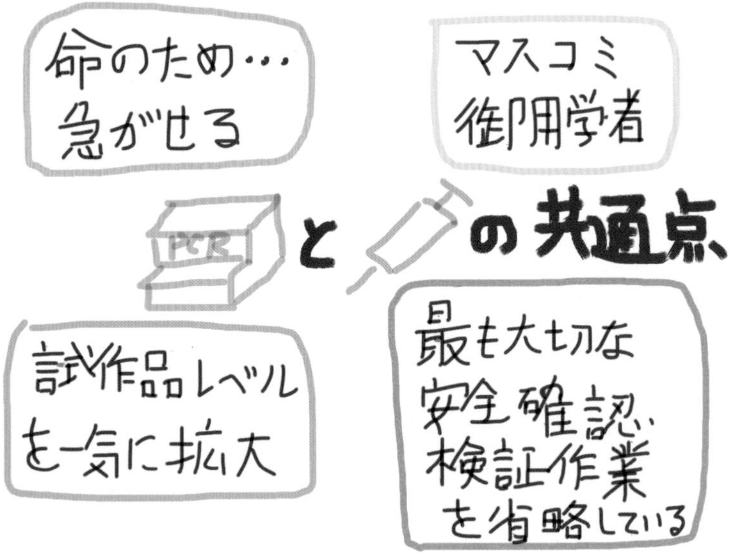

PCR 検査とワクチンにはいくつかの共通点が見られる。

1．大切な人の命をまもるためという口実で、もっと危ないことを行政が率先して行う仕組みがつくられる。

2．マスコミの徹底した偏向報道、一部の御用学者がもてはやされる。

3．試作品レベルの PCR 検査､ワクチンが一気に拡大される。

4．もっとも大切な安全確認という検証作業が省かれている。

5．莫大な予算を分配することにより、歪んだ利権構造が発生し、利権の受益者が感染症蔓延というデマを流す。

検査が正しく出来ているかを確認するために、検証作業でのチェックが不可欠だ。検査が正しく出来ていないとワクチンであるという証明も出来ない。

PCR 検査もワクチンもひたすら拡大政策を進めているが、基本に立ち返っての確認検証作業も行われないという点も共通点だ。もし、基本に問題があれば、ますます間違った方向に突き進むことになる。

ワクチン接種の被害？
因果関係の立証は困難だ

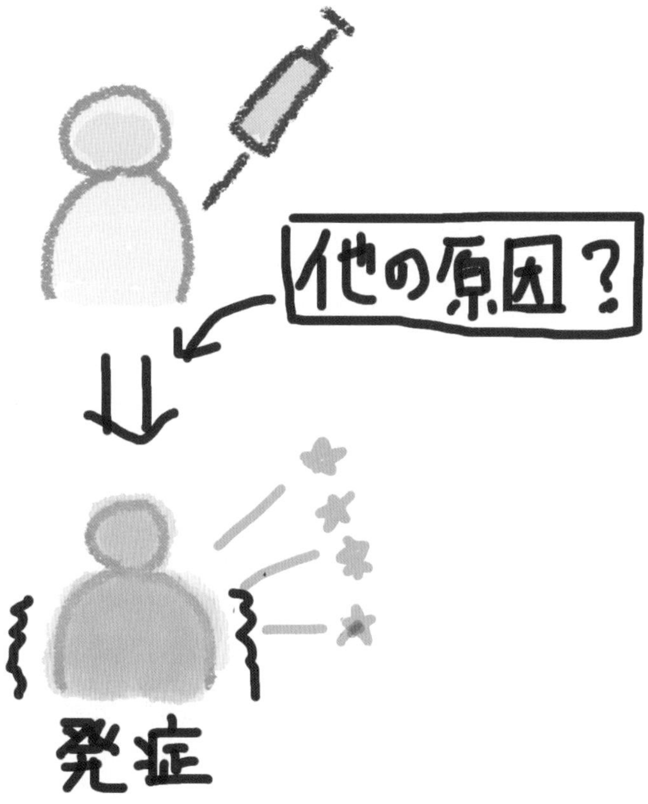

因果関係を立証するには、他の原因の可能性を排除する必要がある。しかしながら、他の要因を完全に排除することは理論的に不可能に近い。

他の要因を完全に排除するためには、人または動物を使った実験的データを集めるしかない。

人による実験は、倫理的な問題がある。動物実験は、人間の感染モデルになり得るのかという問題がある。

個人で実験的データを収集することはほぼ不可能である。ましてやデータの収集を国に期待することは出来ないだろう。

そもそも、ワクチン被害の因果関係を証明するための基礎データになる非臨床試験や治験のデータが少ない。緊急の事態という理由ですっ飛ばされた。これでは、因果関係の証明のしようもない。

このようにワクチン接種における被害という証明には、非常に高いハードルが存在する。

ワクチン接種の負の側面について、予め予測することが不可欠だ。事が起こってからでは遅すぎる。

つまり、ワクチン接種を受けるかの自己判断が極めて重要であると言うことだ。

新型コロナウイルスの存在は証明されていない

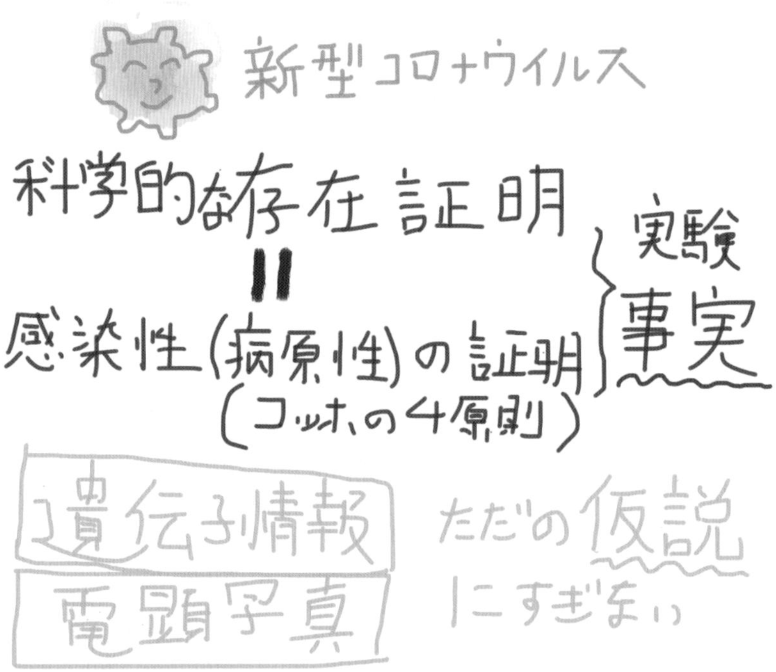

ウイルスが原因の病気であるという仮説を立てたのなら、病原体ウイルスを証明しなくてはいけない。

予防接種法には、新型コロナウイルスは「令和二年一月に、中華人民共和国から世界保健機関に対して、人に伝染する能力を有することが新たに報告されたコロナウイルスに限る」というように人に伝播する能力を有することが明確に記されている。

病原体を証明する方法は、コッホの４原則を満たすということである。これは、伝播する病原体の科学的な存在証明の方法である。

遺伝子情報は、あくまで仮説であって、伝播性の病原体の証明にはならない。電子顕微鏡写真は、伝播性の証明にならないだけでなく、ウイルスであるという証明にもならない。

コッホの４原則を満たすということは、仮説に基づいて実験をすることにより、伝播性を事実として明らかにすることだ。

いまだに、コッホの４原則を満たすことを証明した人はいない。まして、2020 年１月に証明した人はいないだろう。

法律上の新型コロナウイルスは、存在確認できないという事実がある。日本政府の公式見解と言っても良いだろう。しかし、ワクチンを承認している以上は、そうとも言えない事情がある。曖昧な表現にせざるを得ないのだろう。

劇薬注射に群がる人々を作り出す仕組み

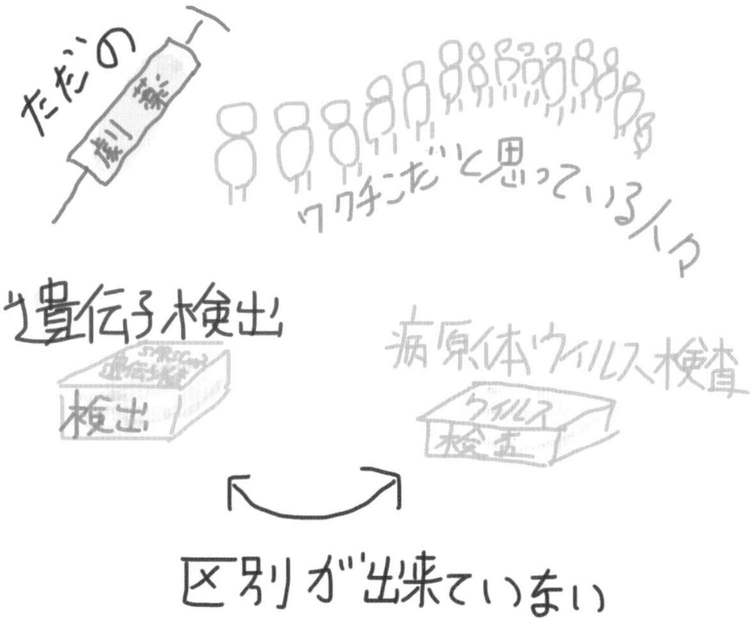

新型コロナワクチンは、SARS-CoV-2という遺伝子を持ったウイルスに対するワクチンとして承認されたものである。

有効率の算定は、PCR検査陽性者を観察者盲検《もうけん》により、症状で判定するという方法を用いているので、科学的な証明ではない。科学的には、劇薬としか言えない代物である。

SARS-CoV-2という遺伝子を持った伝搬性を持つウイルスの存在証明は誰も成功していない。

新型コロナワクチンの対象とする新型コロナウイルスの存在証明はない。この点からも、このワクチンは、ただの劇薬注射に過ぎないことがわかる。

それにも関わらず、この劇薬注射を求めて多くの人が行列を作っている。これは、テレビの情報を信じているからだろう。

テレビの情報は、厚労省に医師からの感染者報告に基づいている。医師がPCR検査の結果をそのまま診断に用いて、厚労省に報告する。医師が、PCR検査の結果を否定することが難しい社会環境が作られて、そのまま感染者とせざるを得ないところに根本的な原因がある。

PCR検査キットは、SARS-CoV-2遺伝子検出のためのものであり、SARS-CoV-2ウイルス検査用ではない。そもそもこの遺伝子を持った病原体ウイルスが存在しなければ、何の意味もない。販売する意味も用途もないはずである

新型劇薬がワクチンに化ける仕組み

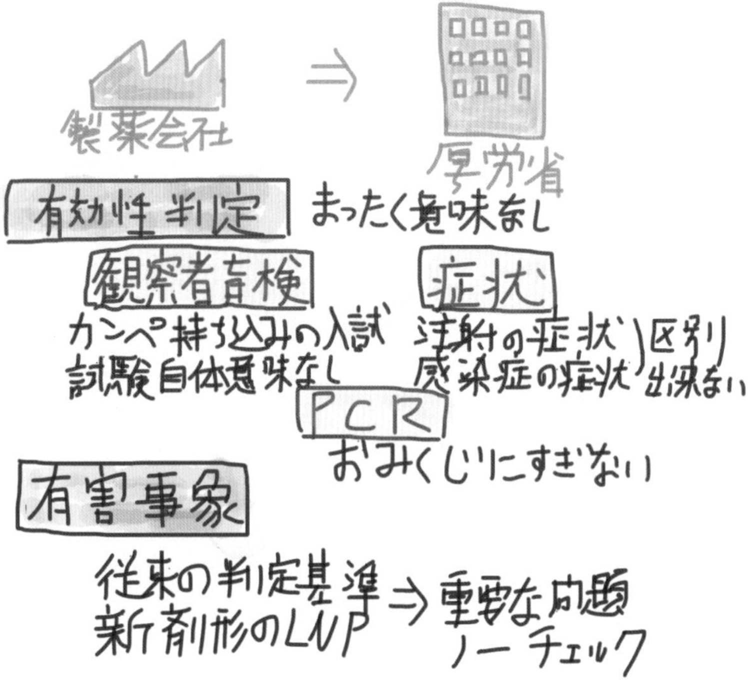

病原体ウイルスの存在証明がないにも関わらず、仮説の病原体に対するワクチンが売られている。結局ただの劇薬に過ぎないにも関わらず、多くの人がこの劇薬注射の接種を希望している。

遺伝子検出の研究用試薬キットが検査キットと誤解を与える名前で売られている。研究用のキットの場合、PCR 検査キットでなく、遺伝子検出キットという名称が普通だろう。核酸キットや RT-PCR キットという名称が、臨床検査に使えるような印象を与えている。遺伝子検出と病原体ウイルス検査は明確に違う。その区別がつかない専門家も多いようだ。

劇薬の成分は、LNP である。LNP に含まれる組み換え遺伝子 mRNA が問題を引き起こすのは、時間がかかる。劇薬としての役割を担うのは、LNP そのものである。

LNP という剤形の注射薬はこれまで存在しなかった。そのために、このワクチン承認には、今回の新しい剤形に関する審査基準を作る必要があった。しかし、緊急事態と言う理由で従来の基準で審査された。重大な欠陥が見逃されるという危険な状態が作られた。

そのために、根本的な問題点のチェックが出来ていない。これまでの劇薬という概念では考えられない有害事象を引き起こす可能性のある「新型劇薬」という名称がふさわしいのではないだろうか。

新型劇薬LNPの秘密

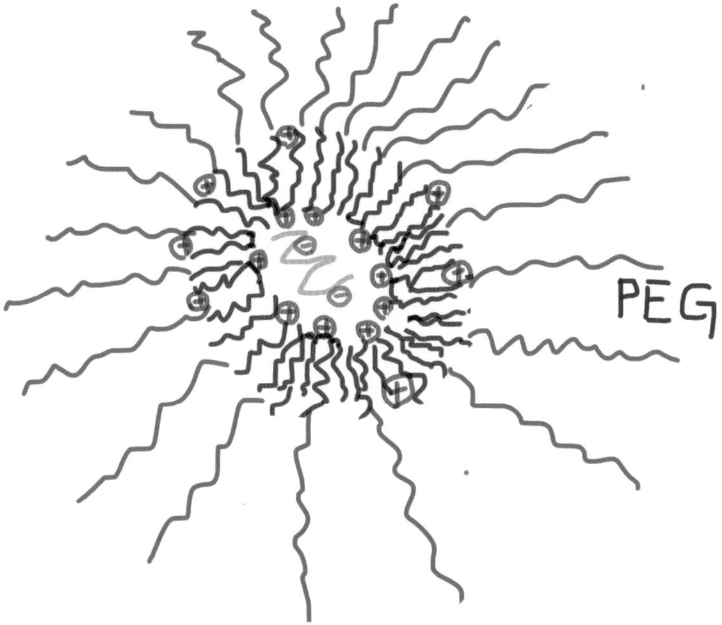

本当のワクチンの問題点は、分解されやすいmRNAをLNPという脂質の微粒子に封じ込めるというところに本質的な問題があるようだ。つまり、根本的な欠陥だがこれが逆に利用されている可能性が高い。

LNPは、3種類の脂質から構成されている。主成分の脂質は、＋の電荷を持ち－電荷を持ったmRNAと結合する役割がある。2番目の脂質は、ポリエチレングリコール（PEG）の仲間で、LNPから蛇のように飛び出している。ギリシア神話のメドゥーサの蛇の髪の毛のようなものだ。3番目の脂質は、LNPの外側に＋の電荷を持っており、－の電荷をもった細胞膜と結合しやすくする役割を持つ。

このLNPの毒性の主役は、主役はメドゥーサの蛇の髪の毛だ。周囲の水に働きかけて、油と油をくっつける働きをする。

水は、適度に形を変えながらも、ある一定の形をもっている特殊な液体だ。メドゥーサの蛇の髪の毛の周辺では、水の形の変化ができなくなる。恐怖で凍り付いたような形に水の構造を変化させるのだ。メドゥーサはこれを見た人を石に変えるのに対して、LNPを見た水が石のように固まるイメージだ。

これによって、血液が塊をつくったり、細胞の機能を破壊する。また、血液が塊をつくることにより、毛細血管が詰まり、組織を破壊する。

LNPという新型劇薬永久に取り出せない

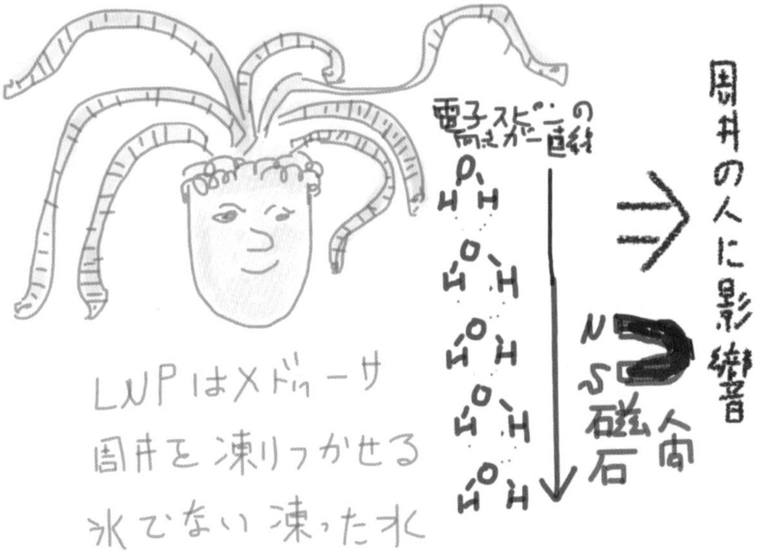

mRNAワクチンというこれまでになかった遺伝子ワクチン。しかし、この形のワクチンは根本的な欠陥を抱えている。

mRNAワクチンは、細胞内にmRNAを送り込む必要がある。そのために、LNPが細胞に取りついて、細胞と融合する。そのために、周囲の水を変化させることが必須だ。

水は私たちの体の働きに必要不可欠なものだ。水は、H_2Oでなく、実際にはH_2Onという形で存在している。一定の形をとっているわけでもなく、まったく形がないわけではない。

このような水の中途半端な性質が、細胞が生きていくために重要な役割を果たす。

LNPのメドゥーサの蛇の髪の毛は、H_2Oが一列に整列して

しまい、水が凍りついたような状態になる。

この水の変化は電子スピンの状態変化を伴うために、強力な磁石によって、新たに磁石のような性質が誘導される。極端な場合には、磁石にくっつく水という変化を起こさせる。

このような水の変化は、局所だけでなく全身にも影響が及び、さらに周囲の人にまで影響を及ぼし得るという問題もある。注射の部位が電磁波の基地のような役割を果たすわけだ。

半永久的に生命の機能に影響を与え続ける新型劇薬LNPは、人類の新たな脅威になるのかも知れない。

劇薬LNPは血液の滞留しやすい臓器に集まる

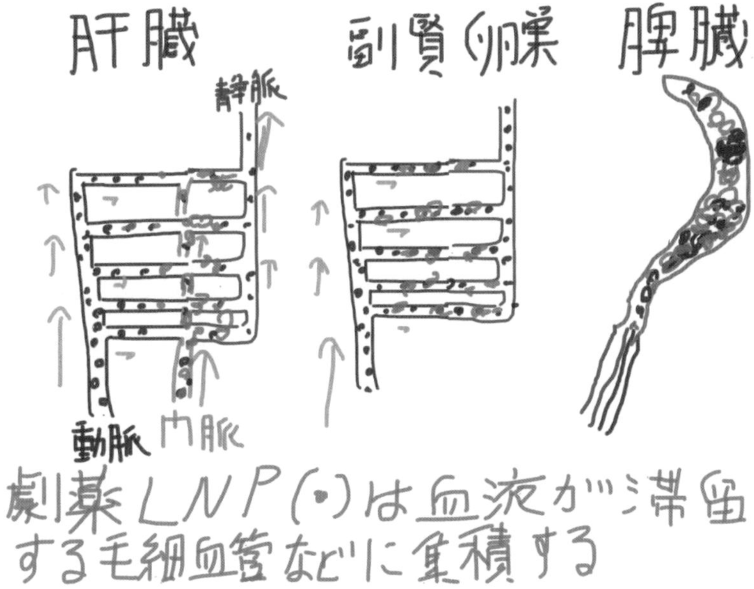

劇薬 LNP が集まりやすい４つの臓器は、肝臓、脾臓、副腎、卵巣である（ワクチン承認書類）。これらの臓器に共通するのは、血液の流れが停滞しやすい構造をとっている点にある。

筋肉内の毛細血管は、内皮細胞がザル状に隙間を空けて配置されているために、血漿《けっしょう》成分が外に出て、栄養や酸素を筋肉細胞に届けたり、二酸化炭素を筋肉細胞から受け取って血管内の赤血球に受け渡す働きがある。

これに対して、肝臓、副腎、卵巣では、毛細血管が類洞構造のようになっており、臓器を構成する細胞に栄養や酸素を届けたり、老廃物や分泌物などを受け取ったりする。

脾臓は、もともと血液を滞留させる構造になっており、白血球や赤血球をつくるための巣のような場所が設けられている。

これらの臓器は、いずれも体の基本的な機能を担う臓器であり、これらの臓器に劇薬が蓄積されると、体を維持するための仕組みが壊される。

血液に溶ける成分であれば、肝臓で無毒化されて時間と共に体外に排出される。

しかし、LNP は脂質であり塊をつくったり細胞膜に取り込まれると体外への排出が難しくなる。

卵巣に集まるLNP
永久不妊になる

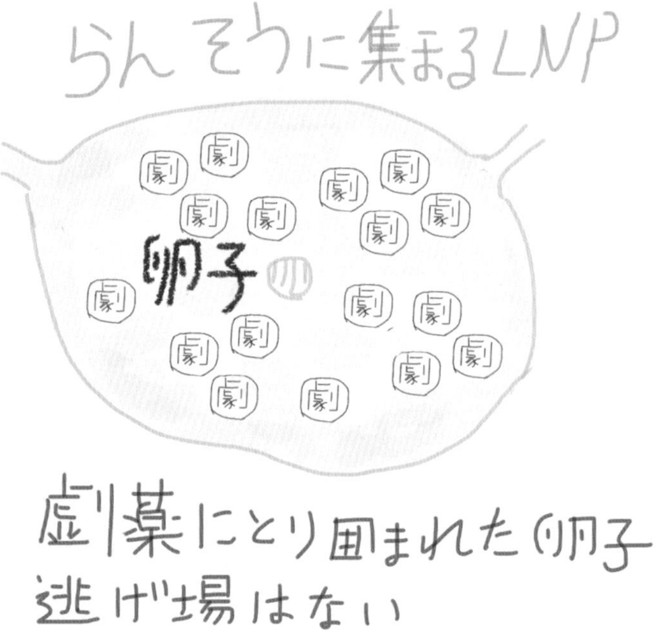
らんそうに集まるLNP
卵子
劇薬にとり囲まれた卵子
逃げ場はない

LNPは卵巣に集まる性質があることが、ワクチン承認書類にはっきりと記載されている。卵巣は、黄体と言われる部分によく発達した毛細血管が網の目のように密な構造をつくっている。

LNPは、この毛細血管の内皮細胞との融合体をつくっているか、あるいは増殖中の卵胞細胞に取り込まれていると推察される。

メドゥーサの蛇の髪の毛が、卵子の発育の場に張り巡らされた状態になるわけだ。その結果として、卵巣の水は凍りついたような状態になる。

卵胞は、卵母細胞が減数分裂という形の細胞分裂をすることにより、受精可能な卵細胞になる場である。一般に細胞分裂をする細胞は、その周辺の影響を強く受けるが、減数分裂をしている細胞は遺伝子組み換えを伴うために、特にデリケートな存在になる。

そのために、卵巣中の卵胞における劇薬LNP汚染は、卵母細胞から卵細胞への発達に大きな影響を及ぼすことが考えられる。このような劣悪な環境では、卵子が発達できなくなることが心配される。

血管の内皮細胞は、ほとんど入れ替わりが行われない細胞だ。卵胞細胞もLNPで汚染されたら、そのままの状態で残るだろう。したがって、劇薬による卵巣の汚染は半永久的に続く。取り出すことも、流しだすこともできないからだ。

血管損傷の原因は劇薬LNPである

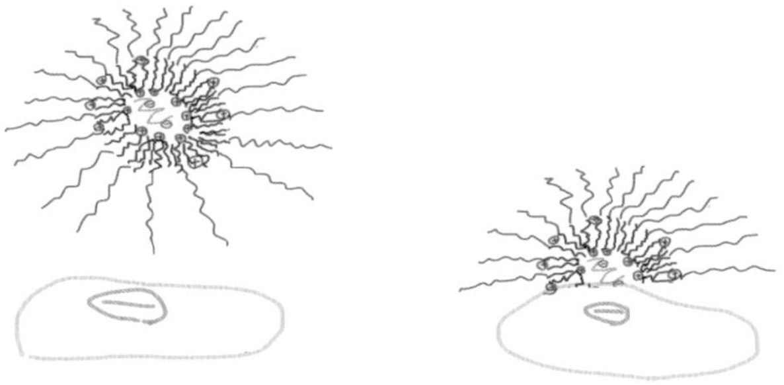

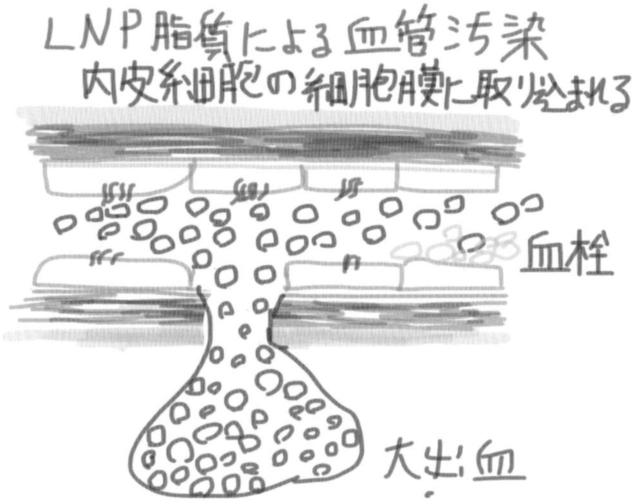

LNPの表面は＋の電荷をもっており、－の電荷を持った細胞膜の蛋白質と結合する。やがてLNPと細胞が融合することによりmRNAが細胞内に送り込まれる。

この時に細胞膜がLNPを構成している脂質を取り込む。細胞膜が、これまでとは違った性質を持つようになる。自然の細胞膜の構造が破壊されてもろくなる。

LNPが血管を流れている間に、血管の内皮細胞に結合して、LNPと内皮細胞との融合体をつくる。内皮細胞がもろくなって、血管損傷がおこりやすくなる。血管の分岐点やこぶのような形になったところは、LNPの攻撃をうけやすい。

今回のワクチンで、クモ膜下出血、大動脈破裂などの事例が多く発生しているのは、LNPの攻撃で内皮細胞の機能が破壊された結果である可能性が高い。

さらに、LNPと融合した細胞は、LNPを構成する脂質を細胞膜に取り込むので、LNPの性質を引き継ぐことになる。

LNPの脂質を取り込んで膜構造が変化した血管内皮細胞は、中を流れる血液の性状を変える。血管の内皮自体が、メドゥーサの蛇の髪の毛のように変化してしまい、血液が凍り付いたような状態になる。

血液が詰まりやすくなり、他の血液細胞と結合して凝集しやすくなる。血栓の原因にもなり得る。そして間質性肺炎《かんしつせいはいえん》の原因にもなり得る。

血管内皮細胞の損傷は致命傷になる

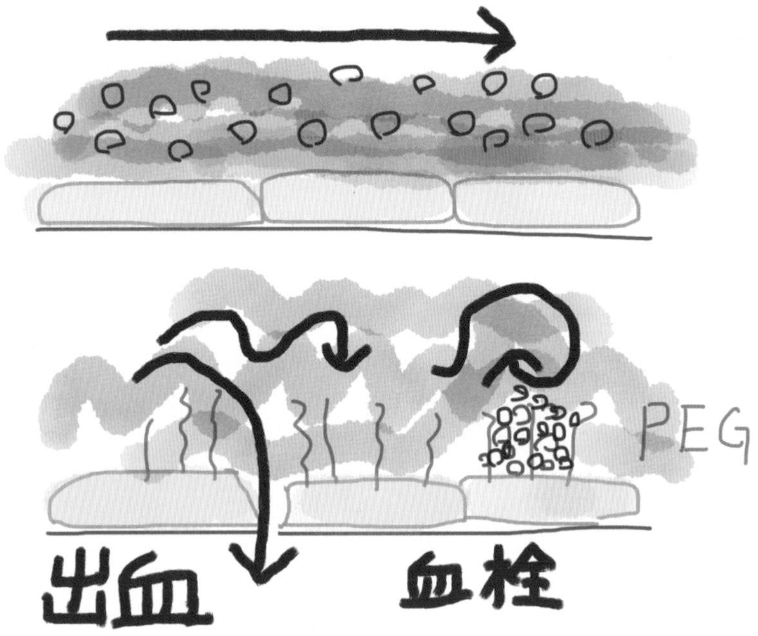

血管内皮細胞は、水漏れ防止のシールのような役割があり、血管から血液が漏れ出さないように血管の内側を覆っている。内皮細胞が壊れると血管から血液が漏れて大出血を起こす可能性がある。

血管内皮細胞は、粘膜上皮細胞と違って入れ替わることがほとんどない。

すなわち、血管内皮細胞が損傷を受けることは、命に係わる重要な問題に発展する。

LNP は、細胞と融合することにより、mRNA が細胞内に送り込まれる。この時に LNP を構成する脂質が、細胞膜の中に取り込まれる。

LNP の構成脂質の 1 つである PEG（ポリエチレングリコール）と脂質融合体は、細胞膜に取りこまれると、細胞膜上に PEG を突き出したような細胞に変化を起こす。

血管の内皮細胞が、PEG という物質で覆われるような形に変化する。細胞表面の PEG が高密度になると、細胞自体が LNP と同様の働きをするようになる。

PEG が新たな血液細胞との融合を起こし、血栓が出来る。また、細胞自体が弱くなるので、細胞破壊が起こり、出血の原因になる。

肝臓に蓄積するLNP 腫瘍や肝硬変になる

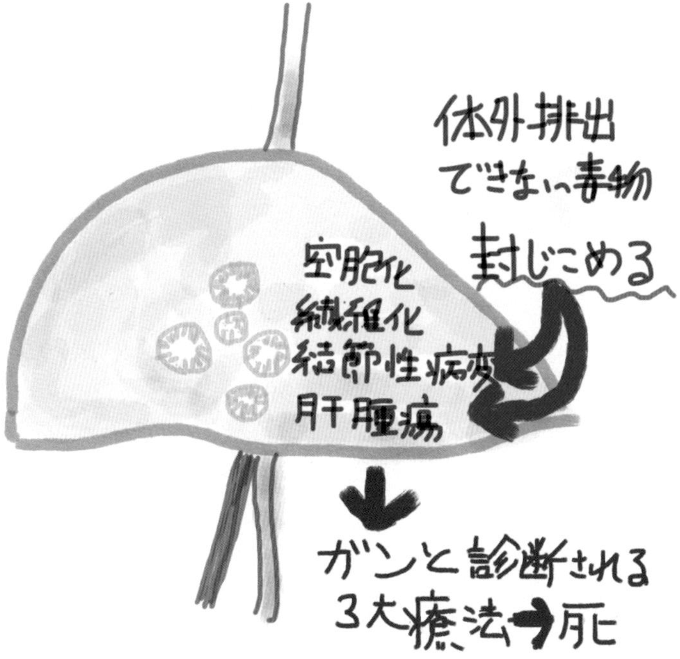

LNPが最も多く集まる臓器は肝臓である。実際にLNPは、注射の局所以外では、肝臓が最も多く集まる臓器であることが、ワクチン承認書類にも記されている。

さらに門脈周辺に空胞が出来ることが、承認書類にはっきりと記されている。門脈において、脂肪酸を取り込んで巨大化したLNPが、肝臓の星状細胞に取り込まれた結果、またはLNPの働きによる細胞損傷の結果起こった病変であろう。

このような異物を取り込んだ星状細胞は、次第に集まって、細胞塊をつくる。この細胞塊を取り囲む形で線維芽細胞が集積する。そして繊維細胞になり、繊維化を起こす。炎症性細胞の集積により、結節性病変が形成される。

この結節性病変は、年数をかけて腫瘍の形になっていく。あるいは、繊維化の進展が顕著な場合には、肝硬変へと病理変化を起こす。

劇薬LNPは、周辺の血液の性質を変える。そして細胞と細胞の関係性を変え得る。このような環境の変化は、肝臓における病変を加速させる可能性もあるだろう。

本来肝臓は、体外に排出できない毒物などをため込むための臓器でもある。したがって、このような肝臓の病変は、体を守るための最後の防衛線が働いた結果であるという解釈もできる。

注射一秒・劇薬一生 もう元の体に戻らない

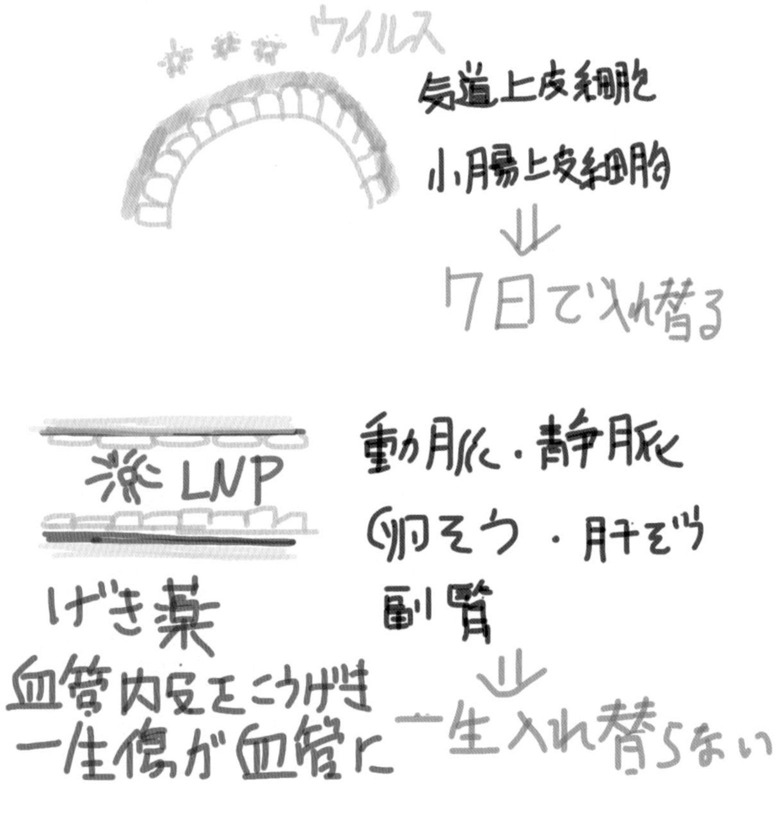

これまでの毒薬や劇薬の場合は代謝されるので、急性期を過ぎれば、元の体に戻るというのが常識であった。

身体にとって異物である医薬品も、毎日何回服用するというのは、体の働きによって毒物が代謝されて無毒化されるという仕組みがあるからだ。

毒であっても、体の代謝という仕組みが、毒を取り除いてくれる。毒は、いずれ無毒化されるというのが常識であった。

今回のLNPは、これまでの毒のように無毒化されるという仕組みを持っているのかについては、何の保証もない。

細胞膜レベルで組み込まれるという毒はこれまで存在しなかった。LNPは、ナノテクノロジーを使ってできた新型劇薬である。

血管内皮細胞は、一生入れ替わることがないと言われている。血管内皮細胞が新型劇薬LNPで汚染されれば、これを取り除く手段がない。

LNPは、これまでの毒物や劇物の常識が全く通用しない劇物であり、新型劇薬という名称がふさわしいのではないか。

新型劇薬を筋肉注射すると、一生取り除くことが出来ない。劇薬の害は生涯にわたって続くという覚悟が必要だ。

注意一秒怪我一生よりずっと恐ろしい注射一秒劇薬一生だ。

どく入りきけん うったら永久不妊やで かい人　キルゲイツ

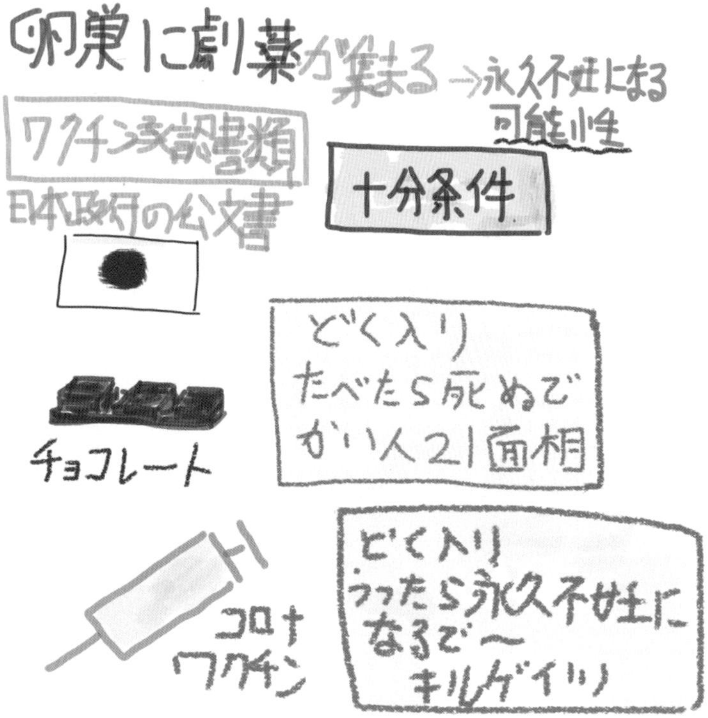

卵巣に劇薬LNPが集まるという事実は、永久不妊になる可能性を主張するための「十分条件」になる。

卵巣に劇薬LNPが集まるという事実は、永久不妊になることの「必要条件」になるのと言えるのかというと、これは少し微妙な問題も残る。

しかし、永久不妊になる可能性というように、結果の範囲を拡大すると、卵巣に劇薬LNPが集まるという事実は、永久不妊になる可能性を主張するための十分条件になるのだ。

卵巣に劇薬LNPが集まるという厚労省のワクチン承認書類の記述は日本政府の公文書だ。「永久不妊になる可能性があります」と言っているのと同じと解釈できる。

このワクチン接種により、永久不妊になる可能性については、いかなる事実関係を追加しようとも、永久不妊になる可能性を否定できないのだ。

怪人二一面相の毒入りチョコレート事件があったのは40年ほど前であるが、「食べたら死ぬで」という警告文が表記されたチョコレートがスーパーに置かれていた。

このチョコレートを食べたら死ぬということは、真実ではないかもしれない。しかし、死ぬ「可能性」については誰も否定できないし、食べることを強制すれば犯罪になる。

すべてが自己責任
子供は親の責任

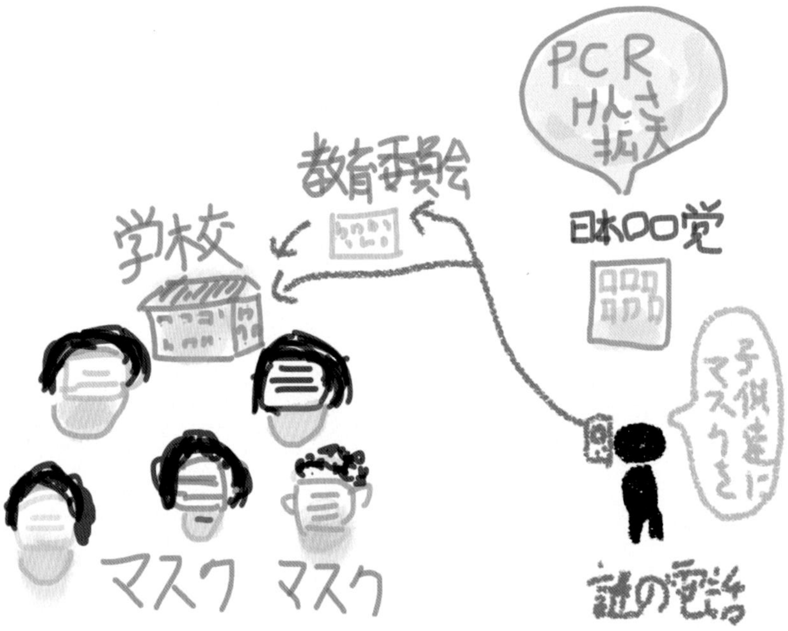

子供のワクチン接種は、親の同意書が求められるだろう。子供を持つ親の責任が強く求められる時代になった。

不妊への影響は、数年以上先の話であり、テレビなどのマスコミで取り上げられることもほとんどないだろう。

ワクチン接種に関する同意書の提出によって、すべてが自己責任あるいは親の責任ということになる。

その時になって、調べ始めても間に合わない。日ごろから疑問を持ちながら、いろいろと調べていくことにより、物事を客観的にとらえられるようになる。

子供が無症状感染の感染源になるという謎の話から、全国一斉に学校休校をするという異例の事態があって、第１回の非常事態宣言が発出された。

海外では子供を対象とするワクチン接種が始まったところもあり、日本でも接種の対象の低年齢化が進んでいる。治験のデータもない低年齢層への接種拡大は問題が多い。

学校や教育委員会に寄せられる謎の苦情電話は、数人でも全国の学校をマスク社会に変えることが出来る。

学校に危険が迫っているという認識が重要だ。

小学生でもできる卵巣を確かめる実験

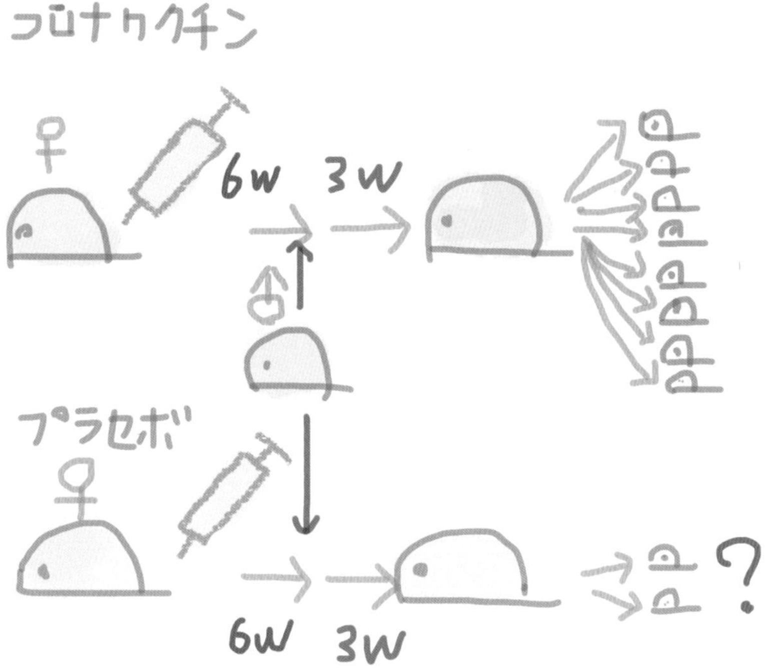

卵巣に劇薬が集まるというデータがワクチン承認書類として公開されていることについて、その意味をしっかりと考える必要があるだろう。

通常の薬では、いずれ代謝されていくので、卵巣への影響も、次第に少なくなっていくはずである。しかし、今回のLNPは卵巣に入りこんで、そのまま残留する可能性が高い。

LNPは卵巣の中で、細胞の一部になるか、脂質の状態でそのまま残留すると、その障害性は一生残るだろう。このような劇薬の中で卵母細胞は、果たして無事に生育して卵子になることが出来るのだろうか。

LNPの毒性を調べる最も感度の高い方法は、卵母細胞から卵子になる過程にどのような影響があるかを調べる方法だ。卵胞の形成と卵母細胞が減数分裂する過程は、環境からの影響を最も受けやすいからだ。

何も高度なテクニックを要する実験ではない。マウスやラットにワクチンを筋肉注射して、子供の数がどのように変化するのかを調べればよい。これでLNPに不妊作用があるかがわかる。

生まれてくる子供の数を観察するだけなので、幼稚園児でも小学生でもできる観察実験だ。しかしワクチン承認書類には、この実験の記載がない。

事実から仮説を立てる そして確かめる

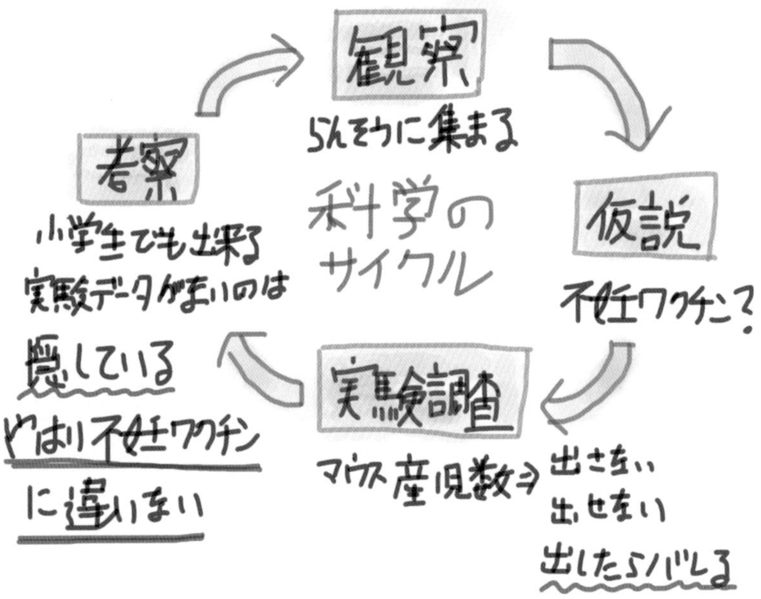
観察
らんそうに集まる
仮説
不妊ワクチン?
実験調査
マウス産児数→
出さない
出せない
出したらバレる
考察
小学生でも出来る
実験データがないのは
隠している
やはり不妊ワクチン
に違いない
科学の
サイクル

卵巣に劇薬 LNP が集まるということであれば、産児数にどのような影響があるのかに関する実験データが重要だ。これに関して、ワクチンを作っている製薬会社が山のようにデータを持っているはずだ。

なぜ、製薬会社はこのような重要な情報を出さないのだろう。卵巣に劇薬が集まるとすれば、製薬会社はその問題をクリアしなければ、薬やワクチンとして使い物にならないはずである。

今回のワクチン承認書類では、このような重大な問題を示しながらも、その問題点が完全にクリアできるという証拠を出してこないという事実に注目する必要がある。

事実だけを見て、仮説を立てる。事実だけを見るのは、自然観察に相当する、そしてその仮説を他の事実に当てはめてみる。これは、科学では実証実験に相当する。

いろいろな事実に当てはめてみて、当てはまる事象が多ければ多いほど、仮説の信ぴょう性が高まる。

なぜ出してこないのかということを考えれば、このワクチンの本当の目的は自明であろう。

このように事実関係から、ワクチンの目的を推察することは、自分と大切な家族、そして未来の社会を守るために、必須と言えよう。

劇薬LNPが卵巣に分布することを公表したことに重大な意味がある

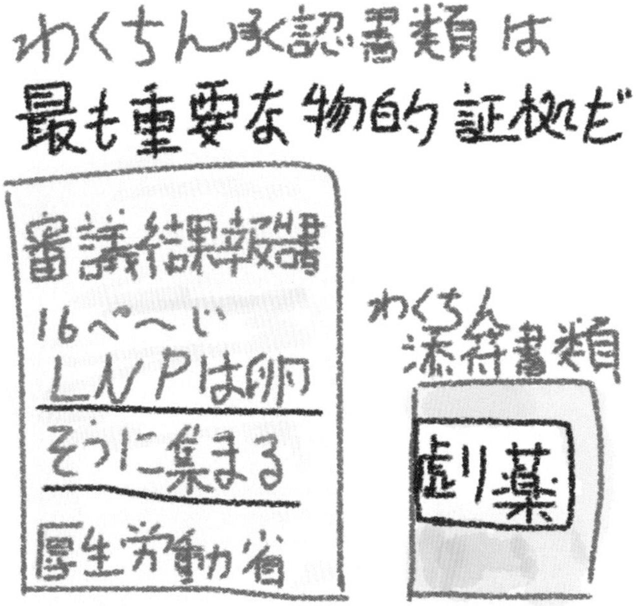
わくちん承認書類は
最も重要な物的証拠だ
審議結果報告書
16ページ
LNPは卵
そうに集まる
厚生労働省
わくちん
添付書類
劇薬

誰にでもできる卵巣の機能に関する安全確認の実験のデータすら存在しないという事実は、重要なことを示唆する。

卵巣に集まるという劇薬LNPが、もし妊娠・出産に影響しないと言いたいのであれば、マウスの出産産児数のデータが、最も容易な形の証明の第一ステップになるからだ。

妊娠・出産に影響しないという安全性の証明に、マウスの出産産児数のデータが十分であるというわけではない。

しかし、マウスの出産産児数のデータが、劇薬LNPの影響により、変化があれば、妊娠･出産に影響することが証明できる。すなわち、通常の薬やワクチンとしては､使い物にならないという証明になる。

ワクチンとして使い物にならないという証明は、マウスを使えば簡単にできる。しかし､ワクチンとしての安全性の証明は､動物を使ったとしても､必要条件にしかならない。どのような方法をとっても､安全の十分条件になり得ないからだ。

したがって、卵巣に劇薬LNPが分布するという公表されたデータが存在すること自体が問題なのだ。

このデータが公表されたという事実が、このワクチンが通常のワクチンや薬ではないということの明確な証明になるだろう。

そして、この効果を人体実験で確かめようとするのが、今回のワクチン接種だ。

卵巣に劇薬は永久不妊の可能性の十分条件

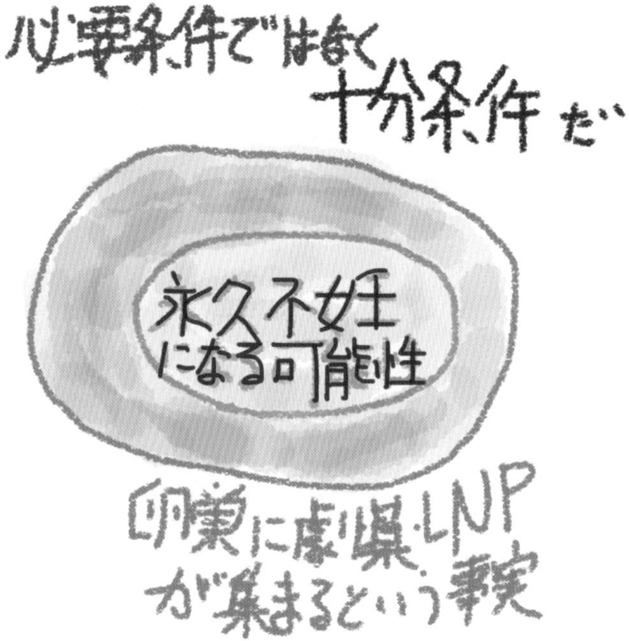

卵巣に劇薬LNPが集まるという事実は、永久不妊になる可能性を示す十分条件になる。

この可能性を否定するためには、例えば100万人の子供たちにこの劇薬を注射して、実際に妊娠に影響しないということをやってみるしかない。

このことから考えても、政府の出したワクチン承認書類に劇薬LNPが卵巣に集まるという記載があること自体が異常なのだ。

通常であれば、検出限界以下というような記載になるはずである。少なくとも、検出限界以下になるように、薬物の形や量を調整する。そうしないと、安全性に関して疑問がでてしまうからだ。

副腎、脾臓、肝臓などへの集積も、大きな問題である。

卵巣に集まるという事実が特別に重要なのは、もし重要な問題に関する懸念があれば、接種後に一定期間をあけて、マウスの産児数を調べるという簡単な実験で証明することが出来る点だ。承認書類には産児数のデータはない。

副腎、脾臓、肝臓に対する影響は、簡単な実験では明確に示すことが難しい。

病理学的には、組織病変を顕微鏡により調べる方法はある。このような病理学的な解析は、肝臓の空胞化が承認書類に記載されているが、それ以外の臓器のデータはない。

実はただの劇薬注射
その目的は？？？

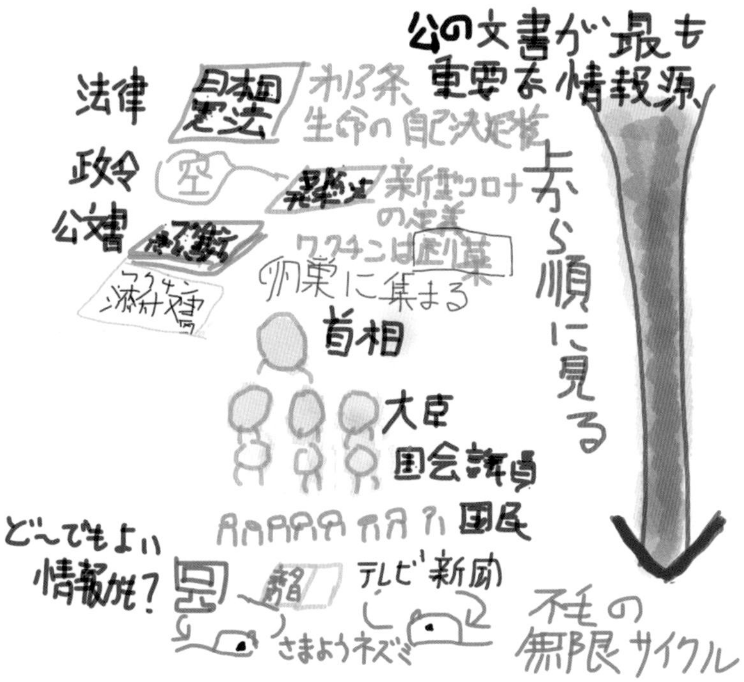

日本国憲法 13 条において、公共の福祉に反しない限り、個人の生命に関する権利が保障されている。この公共の福祉に反しない限りという条件を、誰かが悪用して個人の生命を脅かしているのだ。

2020 年 12 月に改訂された予防接種法では、新型コロナウイルスに関して「令和二年一月に、中華人民共和国から世界保健機関に対して、人に伝染する能力を有することが新たに報告されたコロナウイルスに限る」と記載されている。

新しいコロナウイルスの遺伝子ではという推定された遺伝子の科学雑誌ネイチャーへの発表は 2020 年 2 月 3 日。SARS-Cov-2 遺伝子を検出する PCR 法をドイツのクリスティアン・ドロステンが発表したのが 1 月 21 日、WHO も同日公開。これらは、人に伝染する能力を有するウイルスの証明ではない。

人に伝染する能力を証明するためには、コッホの 4 原則を満たすことが必要だ。これは、いまだに誰も成功していない。

科学的に伝搬力が証明されたものでなければ、法律としても意味がない。法律に適合するウイルスは実存しないのだ。

法律的には、新型コロナウイルスは存在が証明できていないウイルスという架空の存在だ。95%の有効率も科学的根拠はない。

結果的に、ただの劇薬注射を全国民に注射することを正当化することに使われる法律や政令は、日本国憲法 13 条を超える存在になりかねない危険なものだ。

この国の形
憲法がすべての基本

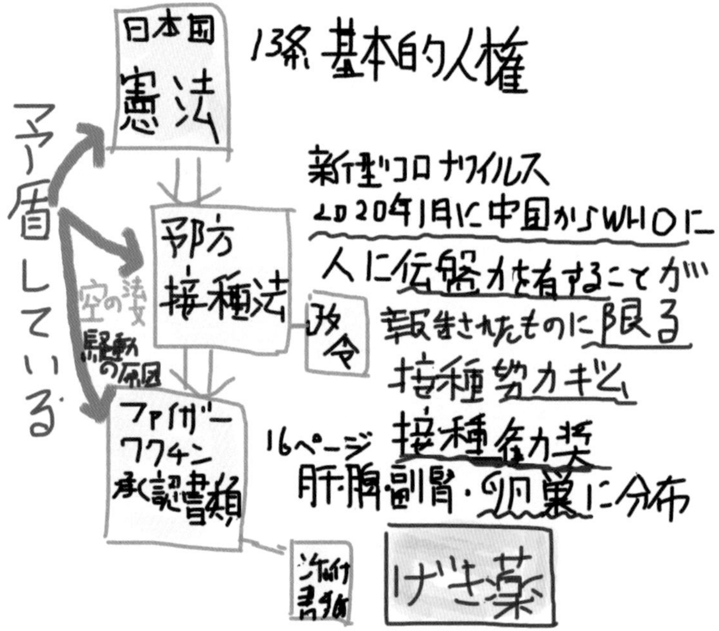

日本国憲法はこの国の形をつくる鋳型のような存在だ。これに基づいて、法律、そして政令が作られていく。

もし、必要があれば憲法改正の議論も必要だが、憲法と矛盾した法律や政令などにより、憲法改正の議論が出てくるのは、論理の逆転だ。

予防接種法に記された「2020年1月に中国からWHOに人に伝染する能力を有することが新たに報告されたコロナウイルスに限る」という新型コロナウイルスは、本当にこの世に存在するのか・・・。

卵巣に劇薬が集まれば、永久不妊になる可能性を否定できない。これは、日本国憲法13条に保障された基本的人権の侵害である。公共の福祉に反しない限りという条件が不法に拡大解釈された結果だ。

予防接種法に定義された新型コロナウイルスが存在しなければ、ワクチンではなくなる。ただの劇薬だ。永久不妊にさせる可能性のある劇薬注射を勧奨していることになる。

劇薬注射を推進している政党の本当の正体は一体何なのか。

新型コロナウイルスの存在証明は、国会に課せられた大きな宿題なのだ。国民はしっかりと国会の責任を追及していく必要があるだろう。

全国民の命が、そして日本国の運命が国権の最高機関である国会に委ねられているのだ。

みどりのたぬき UFOが現れた

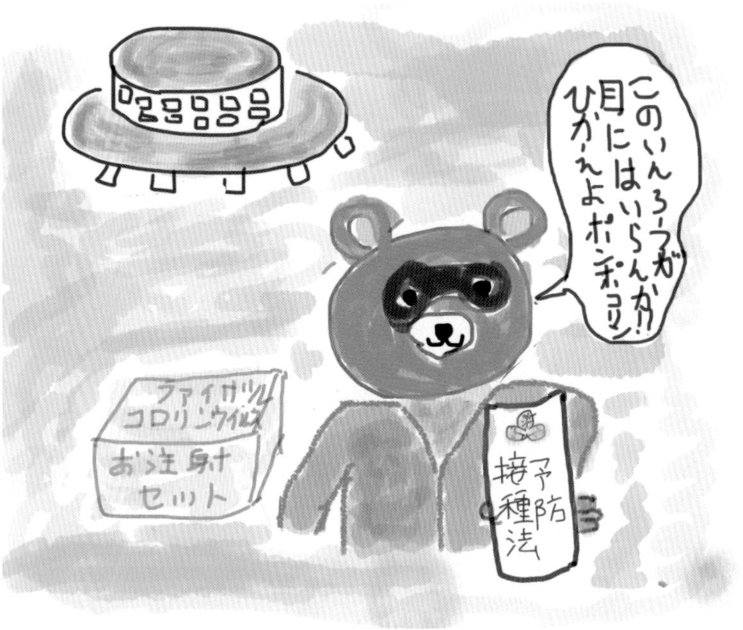
このいんろーうが
目にはいらんか!!
ひかーえよポンポコリン
ファイザツル
コロリンウイルス
お注射
セット
予防
接種法

〇〇小学校のほんね先生は、子どもたちにころりんウイルスの話をした。その日の夜、幻想的な夢を見たのだ。

空の思想は、空海に象徴される日本文化を形づくった。それから1300年後に異変が起こった。

架空のころりんウイルスを定めた予防接種法は、ある日から憲法を超える存在になり、日本中の居酒屋が営業できなくなった。

UFOから降り立ったのは、架空のころりんウイルスを定義した予防接種法という、葵の御紋をかざしたみどりのたぬきだ。その脇には、ころりんウイルス用のお注射セットが山積みだ。これを全国の子供達に接種義務とするお触れをだしたのだ。

すでに憲法は形だけの存在になり、ちんころウイルスやポンポコウイルスなど、架空の様々なウイルスを定義づけた予防接種法という一つの法律が、人々の行動や生活様式を規定するまでになっていた。

空の思想は東洋文明に大きな影響を与え、日本文化の基礎になった。しかし、西洋文明が世界を支配するようになると、人々の生活の中から日本の伝統文化が忘れられていったのだ。

ころりんウイルスのパンデミックにより、人々は再び空の思想の偉大さを知ることになった。

空の思想を西洋型の法律に取り入れることにより、世界の人の命を支配できるのだ。謎のお注射が、全国の子供達に打たれようとしている。まさに日本の危機だ。

マッスル船長と仮面医師が立ち上がる

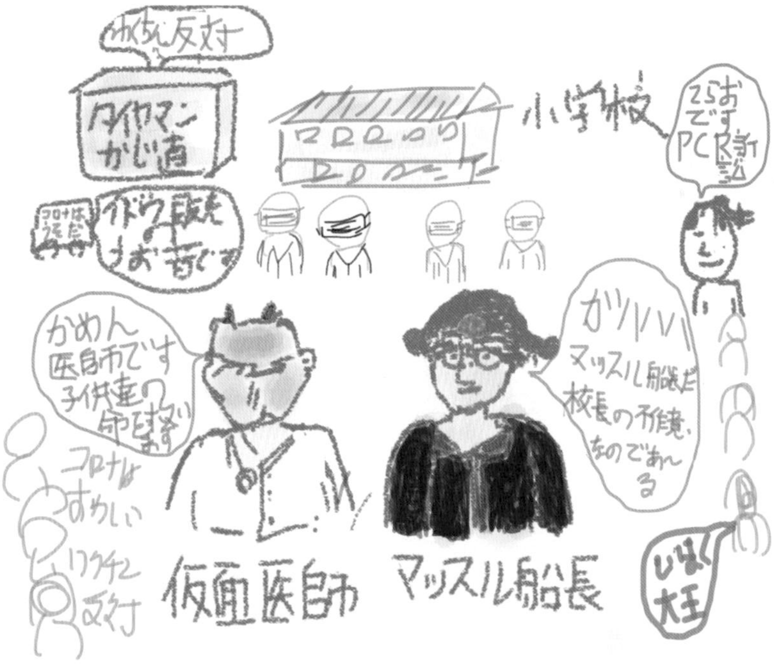

日本国建国以来の危機だ。憲法を頂点とした法治国家、憲法で最も重要な人権を規定した 13 条が危ない。

謎のお注射のためのマスク社会となった学校で、子供たちが劇薬注射から逃れる方法はあるのだろうか。

かつて、子供たちを救うヒーローが登場する子供向けの番組がたくさんあった。月光仮面、七色仮面、ナショナルキッド、怪人二〇面相（二一面相ではない）そして、仮面ライダー。

ある日突然、ほんね先生の学校に、マッスル船長と仮面医師という正義の味方が現れた。彼らが、子供たちのマスクを外して、劇薬注射から救ってくれる。

おそらく宇宙の彼方からやってきた仮面姿の正義の味方は意外とシャイなのだ。子供たちを救い出そうという応援団の声が大きくならないと、決して人前に出てこないだろう。

声援を送る応援団を集めることが一番の課題なのだ。それには、人と人との密なコミュニケーションが鍵となる。

みんなで、もっと大きな声をあげよう「マッスル船長、仮面医師さん、どうか子供たちを救ってください……」

大橋 眞　おおはし まこと

医学博士、京都大学薬学部卒業。東京大学医科学研究所、宮崎医科大学（現宮崎大学）、米国ウイスター解剖生物学研究所を経て、徳島大学教授。現在は徳島大学名誉教授、モンゴル国立医科大学客員教授。専門は感染症・免疫学。マラリア・住血吸虫症などの感染症をモデルとした免疫病理学や診断法開発、自己免疫疾患に対するワクチン研究を専門としながら、市民参加の対話型大学教養教育モデルを研究してきた。開発途上国における医療の課題解決にも取り組んでいる。主な著書に『PCRは、RNAウイルスの検査に使ってはならない』、『北の学校からPCナイ検査が始まった』、『PCRとコロナと刷り込み』（以上、ヒカルランド）など。

コロナワクチンのひみつ
ワクチンを受けるかの判断に「さまよう人々」へ

第一刷　2021年8月31日

文と絵　大橋 眞（徳島大学名誉教授）

発行人　石井健資

発行所　株式会社ヒカルランド
〒162-0821　東京都新宿区津久戸町3-11　TH1ビル6F
電話　03-6265-0852　ファックス　03-6265-0853
http://www.hikaruland.co.jp　info@hikaruland.co.jp

振替　00180-8-496587

本文・カバー・製本　恵友印刷株式会社

編集担当　中村隆夫

ISBN978-4-86742-023-2

「人間は考える葦である」。17世紀フランスの科学者であり哲学者であるパスカルが『パンセ』に記した言葉である。悠久の歴史の中の一部を共有し、今を生きる私達一人一人は、実にちっぽけな存在であるが、思考は大自然を包み込む宇宙をも捉えることが出来る力を有している。しかし、それは一本の葦でしかない。

一般的にマスクは風邪気味などの症状を自覚し、自らの判断で着用するものであったが、現在においては、報道機関の発達した国のほとんどの人間が着用する必需品と化しているのではないか。新型コロナウイルスの報道に政治も連動し、行動統制が始まり夏が過ぎ冬に向かおうとする今も、出口は一向に見つからない。その事態を世界中に広げているのがPCR 検査陽性者の存在だ。
この状況をいったいどう考えるべきなのか。

考える葦の目的、思考の先にあるものは「未来」に他ならない。
この一冊の本が人類を救う「一本の葦」であるよう、
この一冊の本が未来を創る「一本の葦」であるよう、
重たい扉を開く鍵となるよう、
多くの「一本の葦」に届くよう、
本書は万感の想いを込めて発刊されるものである。

本書の売り上げの一部は『新型コロナウイルスを考える会』の活動資金の一部として活用されます。

新型コロナウイルスを考える会・事務局長
（日野市議会議員）
池田利恵

私達は新型コロナウイルスを考えることで、2千名を超える会員の皆様と共に生活をもとに戻すべく活動しております。
活動費のご寄付にご協力戴けましたら幸いです。

【寄付先】
ゆうちょ銀行　記号11300 番号12818881 シンガタコロナウイルスヲカンガエルカイ
他金融機関からのお振込みの場合
ゆうちょ銀行 （店番）一三八支店（イチサンハチ店）
（口座番号）1281888